結核作業療法とその時代
甦る作業療法の原点

加賀谷一　著

協同医書出版社

目次

序章

結核作業療法との出会い

結核作業療法と私の最初の出会いは，そのかすかな記憶の糸をたどると，おそらくほとんどすれ違いといった形で密かになされていた，と今にして思い起こされる．人は気づかないうちにある出来事と出会い，そして遠ざかるということがあり，またそれはいつか人生の表面に不意に浮かび上がるということがある．

そのほのかな記憶とは，今から35年前の私の大学在学中の出来事にさかのぼる．当時20歳になったばかりの私は，夏休み前の薄暗い確か板張りの大学の保健室で血液を採取され，何かの結果を手持ちぶさたに待っていた．その時，看護婦さんが突然，何か驚いたような声を上げ，私にすぐに結核専門医の受診をすすめた．こうして，私は東京都清瀬市の結核療養所東京病院に半年間の入院生活を送ることになった．

私の人生において初めての入院生活は，しかし，とりたてて目立つような事件もなく，週2回の注射と一日3回の口一杯に拡がる苦い粉のかたまりを飲み込むことに耐えることを6カ月間，淡々と繰り返すなかで退院となった．おそらく今にして思えば，その広い病院の構内を取り巻く散歩道のあちこちに立てられていた距離を示した道標や，温室，手入れをされた野菜畑，自動車の練習コース，そして構内のはずれに，なぜかポツンと建っていたそば屋の小屋など，かつての結核作業療法の名残のなかを私はそれとはまったく気づかずに過ごしていたことになる．しかし，それにはたと思い当たったのは，それから 30 年後のことであった．

その間，私はまた人生の巡り合わせで，入院生活を送った東京病院の附属リハビリテーション学院の学生として退院後 6 年を隔てて，その門を再びくぐることとなった．そしてその卒業とともに私の作業療法士としての新たな人生が始まった．したがって，私にとって結核とは決して単なる疾患の一つではない．それは紛れもなく私自身の人生の一部であり，今も私のなかに息づいている現実に他ならない．そして作業療法を私自身の一生の仕事として選び，実践し，考える途上において，結核作業療法は私にとっていわば，避けられない主題として私の内において浮上するようになった．

それがはっきりと形をとって現れたのは，私の大学院博士課程における研究テーマの選択を通してであったが，その遠因はそれより 9 年前のハンセン病を中心に結核や精神病療養所における作業の歴史研究にさかのぼることができる．結核は私の人生においていわば，伏水流のように脈々と流れていたのかもしれない．

しかし，もちろんそれは私的な出来事であって，結核作業療法がその活動を停止した今においても，なお探求するに値する重要なテーマであり続けることを保障するものではない．それは動機とは別に説明を必要とする．

結核作業療法という世界

結核作業療法に対する私の研究はしかし，明確な見通しをもって始められたわけではなかった．その目安となる先行研究自体がいわばその疾患の斜陽化を受けてほとんどみあたらなかったこともあり，まずなにはともあれ必要なことはそれを物語る資料の収集であった．

序章

幸かあるいは不幸にして結核は戦前においてわが国の国力の根元を脅かす国民病として，その撲滅は国の医療対策の最重要課題であり，したがってそれに関する資料も多く残されている疾患であり，文献研究にとっては，はなはだ手がかりの豊富な領域とみることができる．しかし，結核作業療法の実態を知ることのできる鍵となる療養所の記録である年報や年史は容赦なく過ぎゆく時の洗礼を受け，必ずしも十分な取り扱いをされていたわけではなかった．特に国立療養所の統廃合の嵐を受けた療養所にあっては，その貴重な資料が建て替えや移転の際に建物と共に大量に廃棄されてしまったことも珍しくなかった．また医学部図書館においてもそれらの関係資料はほとんど見向きもされず，ただほこりをかぶり，朽ちていくのを待つだけという状況もまれではなかった．したがって現在残されている資料は，いわばそれらの状況をくぐり抜けてかろうじて伝えられている貴重な生き残りということができよう．そしてそれらの，ぼろぼろになり，触れればちぎれてしまいそうな茶色に変色した資料の扉をそっと開くと，私はそこに想像もしなかった結核作業療法のおよそ30年という短い期間ではあったが，営々と築かれた一つの世界をかいまみることとなり，私はいつの間にかその世界の虜となっていた．

その引きつけられた理由はいろいろあるが，その最大の理由は結核作業療法がそれまでの医療の枠を越えて，社会へと一歩を踏み出すに至ったその使命感あるいは開拓精神，情熱ではなかったかと思う．しかし，そのような精神はただ，個人的な理由あるいは人格的要素がいかに大きくても，それだけで説明されるものではなく，その背後の社会的，医学的要因も無視しえない．こうして私は結核作業療法を通していわば結核の時代をも視野に入れた研究へと向かうこととなった．

したがって本書はいわば，その私の結核作業療法の世界を旅した旅行記であり，今の時点での読者に対する報告書と言えるかもしれない．もちろん，この報告書はその世界の大きさに比すればそのほんの一部を紹介したにすぎず，仮の地図にすぎないということをまず読者に伝えておかなければならない．

最後にこの結核作業療法の世界を共に旅するに際して，読者の注意を是非とも喚起しておきたいことは，これから用いる「結核作業療法」という言葉と，現在私たちが用いている作業療法という言葉の間には深い意味の違いがあるということである．すなわち，「結核作業療法」は「結核の作業療法」でも，「肺結核患者の作業療法」でも，「肺結核の歩行・作業療法」でもないし，ましてや「内科作業療法」ではない．結核作業療法は言ってみれば結核作業療法という独自の存在であり，決して「結核」の作業療法ではない，と私は考えている．その作業療法は結核を離れて別にあるわけではない．たとえば，戦後作業療法の教科書に登場する「精神障害作業療法」あるいは「身体障害」のように作業療法のなかの一部としてあるわけではない．それは結核と共に始まり，結核と共に生き，結核の時代の終わりと共に静かに歴史の舞台から去り，その跡をわずかに大学図書館の一部やまれに療養所の片隅にとどめているにすぎない．

この意味で結核作業療法はきわめて具体的，実践的でありつづけ，結核とともにその命運を同じくした．そしてその命運のあり方自体が，私たちに今も多くのことを語り続け，本書を生んだ最大の理由に他ならない．

第１章　結核という病
―病原菌とヒトと社会

結核作業療法に限らず，一般にさまざまな治療法はその対象となる疾患の特性に応じて工夫され，改良を重ねてきたことは，古今東西を問わない．特に結核作業療法がひとえに結核という疾患の克服をめざして誕生してきたことを思えば，結核および結核菌がどのような疾患であり，いわば個性とも言うべき性質を有しているかをみておくことは，結核作業療法を理解するうえで必須のことと言える．このことは後で述べるように結核作業療法が歴史上に登場してきた要因としてその社会的背景が重要であったとしても変わることはない．結核作業療法も結局，この顕微鏡下においてようやく目にすることのできる細菌との闘いの過程において登場することとなった，と言うこともできる．

肺労と結核

人類における結核の存在は考古学的にはすでに紀元前 7000 年の人骨において脊椎カリエスの痕跡としてみることができる．この意味で結核は人類の歴史とともにあり，その闘いは長い歴史をもち今日に至っている．結核菌からみれば人体はその生存に最も適した環境であり，またその環境に最適化された病原体が結核菌であるとも言える．

肺結核のことを漢方医学では古くから「労」（つかれさせる・つかれる，の意）と呼び，また古代ギリシャではフティージス（phthisis）すなわち「消耗する，衰弱する」という言葉が使われていた．また英語においても「消耗する」という意味のコンサンプション（consumption）が用いられてきた．漢方医学の流れをくむわが国でも江戸時代ではこれを労咳，肺労などと称し，いずれも肺結核がもたらす慢性の症状を表していた．

これに対して結核症（tuberculosis）という術語を最初に用いたのは19世紀スイスのシェーンラインであり，これは肺労で死亡した患者の肺にしばしば結節が見出されたことによっている．そしてそれ以降この結核という言葉が広く用いられるようになった．こうして近年に至って，かつて肺労と呼ばれ，同じ家族において発病が多くみられたことから遺伝的原因も疑われていた病気の輪郭が，病理解剖学的観察に基づいてしだいに明らかにされていった．そしてそのようなさまざまな科学的解明の試みのなかで，フランスのヴィユマンは1868年に子兎を用いて，それまで経験的に伝染が疑われていた結核が病原体によって伝染する病気であることを明らかにし，近代的結核医学への第一歩を記した．しかし彼は残念ながら，その病原体自体をとらえることはできなかった．

結核が伝染する疾患であることを確定させたのは，いうまでもなく1882年(明15)，当時39歳の田舎町の検疫官であったローベルト・コッホによる結核菌の発見であった．この発見以降，結核とは結核菌によって引き起こされる病気を意味するようになった．そしてこの結核菌を対象にすえることにより，それまでの多彩な症状が一つの焦点を結ぶに至った．

結核菌

コッホが発見し，結核菌と名付けた菌は，通常は長さ1～4ミクロン（1ミクロンは1000分の1ミリメートル），幅0.3～0.5ミクロンの桿菌すなわち細長い形状（桿菌相）をもち，しばしば2個以上が接着し，VあるいはY字状を呈する．またこの菌は自ら運動することはないが，環境の変化によってその形状を亜鈴状や球状（顆粒相）などさまざまに変え，その変化に適応する高度の能力を身につけている．また結核菌の構造状の特徴としては，比較的厚い細胞壁の存在があげられが，この壁を成すものは脂質成分を含むろう状の物質で，これによって結核菌は酸やアルカリなどの化学物質に耐え，特に痰のなかにある時，その消毒は容易でない．たとえば，痰のなかの結核菌を培養するために，苛性ソーダ溶液や硫酸水を痰に加えて結核菌以外の菌を殺菌し，結核菌だけをとりだす方法は，この結核菌の抵抗力を逆に利用したものに他ならない．

さらに，結核菌の特徴として，その増殖の速度がきわめて遅いことがあげられる．たとえば大腸菌では1回の分裂に要する時間は7分から20分であるが，結核菌では条件が良くても10〜15時間というとほうもない時間を要する．このことは結核を慢性疾患たらしめているそもそもの原因であるが，培養に時間がかかり，その確認が遅れるという，結核にたえずつきまとう診断上の不便をもたらしている．

すなわち，以上の結核菌における特異性あるいは個性は次にみる慢性感染症としての結核の発症過程と，結核が戦前においては容易に治癒に至らず，軽快あるいは略治という判定を多用させ，時に小康状態を得ても，再発，憎悪をたどる場合がまれではないこと，あるいは効果的な治療法の遅れをもたらした一因をなしている．

結核菌の侵入と感染

結核が結核菌によって生じることは，コッホによって明らかにされたところであるが，彼はまた結核菌が体内に達する過程を実験によって示唆している．たとえば結核菌は患者の痰のなかに無数にあるが，それは2〜4週間放置されてもなお死滅することなく，モルモットに接種すると，新しい材料を用いた時と同様の症状を引き起こすことができた．この感染過程をより具体的にヒトにおいて示したのがコルネットの乾燥した塵挨とともに結核菌が肺に吸入されて感染するとした塵挨感染説であり，フリュッゲの結核患者の発する咳やくしゃみによって，結核菌を含む微細な水滴が，直接肺に吸い込まれて，気道感染を引き起こすとした飛沫感染説であった．

これらの説は，わが国においては最初の結核予防規則である「肺結核予防に関する件」(1904) にみられる公衆の集まる場所での痰壺の設置や消毒などに関する規定に影響を及ぼしている．しかし，その後の研究は，水滴がいったん床に落ちて乾燥し，それが舞い上がり，気道に吸い込まれるとする塵挨感染は，菌が単独の乾燥状態にあって，時には日光の紫外線をあびれば，その感染力を著しくそがれ，一方，咳とともに飛び散る飛沫は菌量が多く，しかも湿った状態で毒性が強く，数メートルの範囲に飛び散ることがわかり，飛沫感染が重大とされている．

ただし，患者から咳などで勢いよく排出された飛沫中の結核菌を，不幸にして空気とともに他の者が吸った場合でも，結核感染が生じるためには，鼻孔，喉頭，気管を通り，気管支に達し，さらに左右の肺のなかを細かく枝分かれをして，終末細気管支，呼吸気管支，肺胞道を経て最終的に肺胞嚢に達する過程において，少なくとも呼吸気管支より先の部分に結核菌が付着することが必要とされる．これはそれ以前では，たとえ結核菌が気管支の表面に付着しても，気管支壁を覆っている粘液に捕らえられ，粘膜上皮細胞の繊毛によって喉頭方向に運ばれてしまうからである．しかも十数回の分枝を繰り返す気管支を無事に通過できたとしても，終末細気管支を通りうる粒子の大きさは2～3ミクロン程度とされ，これは結核菌にすれば1～2個からせいぜい10個程度の塊でしかない．しかし，そこを通過していったん肺胞に達してしまうと菌はなかなか排出されず，結核菌は温度，二酸化炭素濃度など増殖するのに最適の環境を得てしだいに勢力を増し，人体と結核菌の新たな闘いが開始される．

まず，進入した結核菌の周囲に白血球その他の細胞が集まり，結核菌はそれらの食細胞に貪食されるが，それは表面上のことであって，結核菌はそれらの細胞に取り込まれてもなおひそかに生命力を保ち続け，ついにはそれらの食細胞を破壊し，死滅させるに至る．そこでより強力な大食細胞すなわちマクロファージが登場し，結核菌を取り込むが，一部はこの細胞のなかにあってもなお死滅せず，時としてマクロファージのなかで増殖し，再び勢いを取り戻すに至る．この場合，さらに生体は結核菌を封じ込めようとして，類上皮細胞などが結核菌の周囲に集まり，結合組織でしだいに取り囲むようになる．これが結核の初感染原発巣と呼ばれるものであり，やがて結核病変の特徴である，乾酪化すなわち病巣の中心部における黄灰色のチーズ状を呈した組織の壊死が生じる．しかし，これらの乾酪化した病巣のなかでも少数の結核菌は生き残り，間もなくその一部はリンパ管に入り，それを通って肺門部のリンパ節に達し，そこでもまた乾酪巣をつくる．この初感染原発巣とリンパ節巣はふつう対をなしていて，これらを合わせて結核初期変化群と呼んでいる[*1]．

この結核初期変化群は多くの場合，それ以上進展せず，乾酪巣はしだいに石灰化し，結核菌はそのなかに封じ込められ，ほとんどが死滅ないし活動を停止して休眠状態となる．現在では感染者のほとんどがこの段階で自然の治癒をみて，特別の症状を呈することなく，アレルギーを獲得して本人も気づくことなく健康な生活を続けることとなる．

なおこの感染の事実を確認するためには，まずエックス線の使用が考えられるが，実際には病巣を捕らえることは難しく，石灰化が進み，ようやく2～3ミリの石灰巣となってはじめてその陰影がフィルム上に映し出され，初期変化群の位置を知ることができる．

したがって，現在のところ結核感染の簡便な検出方法はツベルクリン反応

[*1]この初期変化群に最初に注目したのは，フランスのパロット（Parrot）であった．彼は，結核菌の発見に先立つ1878年に，結核によって死亡した子どもの解剖においてこの変化を確認し，この一対の病巣には深い関わりがあると報告した．

検査ということができるが，ここで現在のわが国の結核健診においても広く行われている，このツベルクリン反応検査について，少しふれておきたい．

そもそも，このツベルクリンとは，コッホが1890年にベルリンで開かれた第10回国際医学会において発表した，結核治療薬に付けられた名前であった．この薬は結核菌を液体培養基で数週間培養した後，加熱して菌を濾過したものであって，コッホはこれによって初期の結核は治すことができると主張した．この衝撃的な報告は直ちに全世界に伝えられ，各地で大きな反響を呼んだが，間もなくそれが誤りであることが明らかとなった．大きな期待は一挙に失望に変わってしまった．しかもツベルクリンは治療薬としては，ほとんど価値が無いばかりか，注射をすると発熱や悪心などの全身反応や注射部位における発赤や腫脹などの局所反応がみられることから，有害であると非難する者も現れる始末であった．

しかし，このツベルクリンに対する反応に興味を抱いたのがオーストリアのピルケーであった．彼は1907年に皮膚に血がにじまない程度の浅い傷をつけ，そこにツベルクリン液を塗ると，結核感染者ではその翌日に発赤やひどい時には水泡を生じる現象を観察し，それを特定の物質に対するアレルギーによる反応と考えた．そしてこの方法（ピルケー法）はフランスのマントーによって皮内への注射を用いた皮内注射法（マントー法）として改良を加えられ，広く結核の疫学，診断，予防に大きな役割を果たすことになった．そしてこのツベルクリン反応検査を多くの人に行うことによって明らかにされた最も重要なことは，それまで結核にかかっていたとは考えられなかった人々にも，はっきりとした感染の事実を示す反応が認められ，結核菌による感染が直ちにその発病を意味するものではないことが示されたことであろう．

結核の発病と転移

さて話を元に戻す．結核初期変化群が生じた場合，乾酪化した組織はしだいに石灰化して治癒し，外来の感染を防ぐに十分の免疫を残す．しかし時として結核病変がそこにとどまらず，さらに進展することがある．すなわち乾酪巣が小葉大（指頭大）以上の場合，いったんは乾酪化し，結合繊維で結核菌を閉じこめ，安定したかにみえた乾酪巣が溶解し，融けた内容物が接続する気管支を通して排出されることがある．これによってできた空洞が結核性空洞と呼ばれる．

この空洞の存在が肺結核の進行に大きな関わりをもつのは，空洞内の壊死物質と十分な酸素が結核菌の繁殖に適し，その菌が空洞に通じた気管支（誘導気管支）を通して分泌物とともに気管支内に排泄されるからである．しかも，この空洞は自然に治癒することが少なく，気管支を通じて結核菌を肺の各所に送り続け，新たな病巣を生じさせ，その結果，容易に治癒しがたい肺結核症が成立する．あるいはこの他，その分泌物や内容とともに結核菌が上昇して咽頭に至り（咽頭結核），あるいは消化管などのような体内の管によって下降して腸に達して病巣を生じる場合（腸結核）もまれではなく，これらは一般に管内性転移と呼ばれる．

なお，空洞の壁を形成している内層には毛細血管に富んだ肉芽層があり，内層の壊死層が薄い時には血液がにじみ出して，痰のなかに出てくることがある．少量の喀血とか痰に血がまじる血痰はこの症状のあらわれに他ならない．また時として空洞に接した血管壁が脆弱となり，ついには破裂して空洞内に血液が流れ込み，多量の喀血をみることがある．しかしこれは必発というわけではなく，知らず知らずのうちに結核が進行していることも起こりうるので，注意が必要となる．

また，初期変化群のところでみたように，初感染原発巣から発した結核菌はリンパを介するリンパ行性転移によってまず肺門リンパ節に運ばれ，そこで病変を生じるが，その多くはこのリンパ節で活動を押し止められる．しかし結核菌の量が多く，結核菌の侵入を受けたリンパ節が増えると，結核菌はしだいにリンパの流れに乗って最後には胸管を経て上大静脈から右心房へ流入し，全身に運ばれてさまざまな部位で結核を発症させることとなる（血行性転移）．たとえば，胸膜炎や腹膜炎，骨・関節結核，腎結核，前立腺結核，膀胱結核，髄膜炎などがこのようなリンパ行性あるいは血行性転移によって生じる．すなわちこのことは結核が肺に限らず，ヒトの全身において生じうる疾患であることを意味するが，そのような状態の結核はもはや手の施しようが無い状態とみなければならない．

結核と社会

結核という疾患の特徴あるいは謎はその感染を受けるものが非常に多いのに，発病に至るものはそのうちのごく限られたものであるということである．確かに結核の発病の病理に関しては結核菌の発見以来，多くの事実が明らかになってきた．しかし実際の発病の誘因については多くの議論がこの問題を巡って費やされてきた．

たとえば発病に関わる因子としては，年齢，体質，遺伝関係，栄養状態，住居や職場の環境，肉体的精神的過労，妊娠出産，他の重い病気などがあげられているが，その真相はいまだ科学的に解明されたとは言いがたい．戦後わが国の結核死亡率は戦前に比較して10分の１以下に下がった．これはちょうど化学療法の使用開始と時期を同じくしていることから，その要因にあげられることが多い．しかしすでに結核死亡率が大幅な減少をみているアメリカ，イギリス，フランスなどの西欧諸国をみれば，その低下を化学療法に過大に帰すことはできない．

このような理由から結核が近代において他の感染症とは異なり，類をみない広がりと惨害をもたらした原因に関しては，当時の社会的背景を考慮しないわけにはいかない．

産業革命と結核

世界に先がけて産業革命を成し遂げたイギリスの場合をみると，その工場制生産の飛躍的拡大とともに結核死亡率も急激な上昇がみられる．すなわち，産業革命に欠かせないワットによる蒸気機関の発明が1769年，アークライトの紡績機械が完成したのが1771年であり，19世紀におけるその発展とともに，結核による犠牲者も増大の一途をたどった．たとえばイギリスにおける人口10万人に対する結核死亡者数（死亡率）は，1806年から1810年にかけて300人以上，1850年には357人に達した．これを地域別にみると，特に工場の集中している大都市において甚だしく，ロンドンでは1680年に700人，1749年に870人，1800年から1810年の平均716人，さらにエジンバラにおいては，1800年についに1,000人を超えるに至っている．これは歴史に残されている限りでは，かつてない未曾有の事態であり，当時のイギリスにおける工場制生産が働く労働者にとっていかに過酷であったかを想像させる．1802年に工場法が10歳未満の子どもの労働時間を12時間以下にようやく制限する規則を設けたのも，当局自身が座視できないまでに事態が深刻化していたことのあらわれと言える．そしてそのような産業革命のもたらす過酷な労働と生活環境の悪化は，その方式が採用されていった各国において，イギリスと同様の結核の蔓延とそのあまたの犠牲者の山を築いていくこととなった．そしてそのなかに，殖産興業を旗印に近代化を推し進めた明治期のわが国があった．

わが国における結核

わが国では明治33年（1900）をもって結核の最初の統計調査が開始された．これは富岡製糸工場を皮切りに，続々と同種の欧米の生産様式にならった工場が興り，それとともに大量に発生した結核患者の実態の把握が迫られたからであった．この最初の調査によると当時の死亡率は10万人に対して163.7人であり，欧米の最悪の時期に比べればまだ低い数値を示していが，それ以前の江戸時代の推定値50〜60人からすれば大幅な増加がみられることは確かである．そしてその被害の甚だしかったのが，当時わが国の産業の中心であった製糸業や紡績業に働く女工であった.

女工と結核

明治になり，武士は士族となったが元下級武士の多くは生活に困り，政府にとってその対策が大きな課題となっていた．その頃，生糸は輸出の3割を占める最も貴重な輸出品となっていたので政府は養蚕を奨励し，製糸業を盛んにして外貨を稼ぎ，失業した武士や家族に職を与えることを計画した．こうして群馬県富岡町に1872年（明5），わが国最初の洋式官営機械製糸工場が設立された．この工場が富岡製糸所で，その後それを模範とした製糸工場が興り，全国的に近代的製糸業が発展をみた．そしてそれにともない大量の女工が全国の農村から集められ，その数は1899年（明32）において14歳未満の25,529人を含む213,988人に達した．これは同時期の繊維産業に働く247,117人の実に86%を占めていたが，その多くが一人につき畳一枚，寝具は二人に一組（交替で使用）という薄暗い宿舎で寝起きしながら毎日14時間におよぶ労働を強いられていた．こうして結核はそこに絶好の温床を見出すことになった．

一方，このような事態に対して国もしだいに労働力保護の立場から工場法制定の必要性を感じ，明治15年に農商務省工務局に調査課をおき，制定に必要な調査が開始された．『工場衛生調査資料』（明43）はその最後の仕上げとして工場における労働者の衛生状況を調査したものであり，これによって工場における結核の蔓延の実態が明らかとなり，工場法の婦女幼少者の深夜従業禁止規定成立を促した．

この『工場衛生調査資料』が示したところによると，明治39年から41年にかけて工場寄宿舎または社宅で生活していた職工93,992人について年平均1,000人あたりの延べ発病者は1,061人，延べ負傷者46.3人，延べ未治癒解雇者15.9人，死亡5.5人で，死亡原因としては結核が最も多く，全体の49.2%を占めていた．また繊維産業の職工の87%を占めていた女工のうち，出稼ぎ者の帰郷原因ならびに健康に関する調査では，帰郷後の状況が判明した 6,076 人のうち結核は 471 人であった．しかし他の理由で帰郷したもののうちにも，労働に耐えかねるもの（357 人），解雇（981 人），家事上の都合（1,673 人）などがあり，実際には結核発病前のものもかなり含まれていたことが予想できる．さらに調査は工場の過酷な労働条件がそこで働く職工の半数を 1 年で退職（解雇および死亡を含む）に追い込み，紡績女工の 76.4%が 2 年以内で同様の経過をたどっている事実を明らかにした．

以上のような『工場衛生調査資料』の示す女工の悲惨な状況は，労働者保護の必要性を議会関係者にも痛感させ，それまで遅々として進まなかった工場法成立の大きな原動力となった．こうして紆余曲折はあったが明治 44 年に 16 歳未満と女子の深夜業の禁止規定を加えた工場法が成立した．ただし，その実施に関しては猶予期間が設けられ，現場の改善が軌道にのったとは言いがたく，その後も全国における結核による死者は毎年 11 万人を超え続けた．

このような状況のなかで，調査の中心を担っていた農商務省嘱託の石原修（1885-1947）は，さらに女工の悲惨な生活と結核の被害の惨憺たる実情を明らかにするため，独自の調査研究を続行した．その神経衰弱患者を出しながらの苦心の研究成果は 1913 年（大 2）の国家医学会例会における講演「女工と結核」となり，その内容は国家医学会雑誌に掲載された「衛生学上より見たる女工之現況」（大 2）において示され，大きな反響を呼んだ．そしてその実施が延期されていた工場法もようやく大正 5 年 6 月 1 日に施行されるにいたった．

工場から農村へ

都市部における結核の蔓延は明治 26 年において，すでに東京市における人口 10 万人あたりの死亡者 354 人（全国平均 137 人）という数に示されていたが，石原の綿密な調査は結核が都市部にとどまらず，帰郷した女工によって農村でも拡がりをみせている実態を明らかにした．すなわち，石原は工場において女工の結核を調査することの限界，たとえば少しでも異常のみえる女工を事前に解雇してしまえば，たとえその女工が結核によって帰郷後に死亡したとしても，その数は表面化しないことを知っていた．そこで石原がとった方法は，調査の舞台を女工の出身地の市町村に移し，帰郷者について結核死亡と結核罹患について調べることであった．その結果，いかに当時の工場労働が都市部のみならず，農村においても帰郷女工によって結核菌が散布され，その蔓延を招いているかが明らかとなった．

すなわち石原は1府27県の出稼者の調査に基づいて，全国から毎年20万の出稼者があり，そのうち12万人は出たきりになり工場付近の町村で浮浪化し，帰郷した8万人のうち13,000人が重い疾患で，そのうち4,400人が結核であると推計している．そして石原は「女工と結核」の最後を「女工の運命は実に悲惨なものでございます矢張り彼等女工と雖も我々の大事な同胞の一つであろうと思います．又彼等を憐れむということの外に一方，国という上から考えましても工業が結核を国内に撒布して世に立って働くものの生命を絶ち，よし生命を絶たれぬながらも体質の弱い者は何万人出ているか分かりませぬ，此の国がいつまでもかくの如きことをして進んで行きましたならば我々は子孫の為に不祥なる事柄を残すということになります」という言葉で結び，社会に警鐘をならした．しかしその後，結核の蔓延はとどまることなく，大正5年にはついに死亡者12万人，10万人あたりの死亡率227人を数え，国としての対策が強く求められるようになった（表1参照）．

結核予防法の成立

結核問題がしだいに国の衛生上の大きな問題となるなかで，国が最初にとった対策は1904年（明37）の俗に「たんつぼ省令」と言われる「結核予防に関する件」であった．これは当時学界で明らかにされていた咳や痰による結核の伝染を防ぐため，人の集まる学校，病院，駅，劇場などでの痰壺の設置と消毒を徹底することを規定したものであった．しかしこの省令はすでに多くの結核患者が現に生じ，さまざまな場所で刻々と感染源となっているという事態には何の対策も講じておらず，その解決にはほど遠いものがあった．また当時の医師には，患者に肺結核であることを告げようとしない者も少なくなかったと言われ，これでは患者自身が知らずに結核菌を散布することになり，その点に関する規定もされていなかった．

しかし結核死亡者と死亡率が依然として増え続けるなかで，それまでのコレラなどの急性伝染病にかわって結核対策における療養所の必要性が認識されるようになり，1914年（大3）に「肺結核療養所の設置及国庫補助に関する法律」が制定され，国は人口30万人以上の市に対して「療養の途なき」肺結核患者を収容するための療養所設置を命ずることができること，その費用の6分の1から2分の1を国が補助することなどが定められた．ただ療養所設置はようやく始まったものの，結核予防に関する基本法である「結核予防法」は従来のままであったので，さらに国は1919年（大8）に総合的な結核予防対策を進めるため，新たな「結核予防法」を制定した．この法律は，①旅館，理髪店などの従業員に対して健康診断を義務づけ，結核患者がこれらの業務に従事することを禁止，②人口5万以上の市に対する療養所設置命令，③療養所設置費用の国の補助，④従業禁止または命令入所によって生活できないものに対する生活費の補給，などを規定していた．これによってわが国における療養所建設も徐々に進み，大正末には民間と市立を合わせた結核療養所の病床数は約3,000床を数えるに至った．

ただしこれは，当時50万人と推定されていた結核患者数に較べれば微々たるもので，やがて公的療養所はいずれも入所待ちの患者の対応に苦慮することとなった．

表1　年次別結核死亡者数，結核死亡率（対10万人）

		人口	結核死亡数	結核死亡率	結核関係事項
1900年	明治33	43,847,000	71,771	163.7	
1901	34	44,359,000	76,614	172.7	
1902	35	44,964,000	82,559	183.6	
1903	36	45,546,000	85,132	186.9	
1904	37	46,135,000	87,260	189.1	最初の結核予防法成立
1905	38	46,620,000	96,030	206.0	
1906	39	47,038,000	96,069	204.2	
1907	40	47,416,000	96,584	203.7	
1908	41	47,965,000	98,871	206.1	コッホ来日
1909	42	48,554,000	113,622	234.0	
1910	43	49,184,000	113,203	230.2	
1911	44	49,852,000	110,722	222.1	工場法成立
1912	大正1	50,577,000	114,197	225.8	
1913	2	51,305,000	110,753	215.9	日本結核予防協会設立
1914	3	52,039,000	113,371	217.8	肺結核療養所の設置に関する法律
1915	4	52,752,000	115,913	219.7	
1916	5	53,496,000	121,810	227.7	救世軍療養所設立
1917	6	54,134,000	124,787	230.7	大阪市刀根山病院設立
1918	7	54,739,000	140,747	257.1	
1919	8	55,033,000	132,565	240.9	結核予防法成立
1920	9	59,963,053	125,165	223.4	東京市療養所設立
1921	10	56,665,900	120,719	213.0	
1922	11	57,390,100	125,506	218.7	
1923	12	58,119,200	118,216	203.4	日本結核病学会第1回総会
1924	13	58,875,600	114,229	194.0	
1925	14	59,963,053	115,956	194.1	細井和喜蔵「女工哀史」
1926	昭和1	60,740,900	113,045	186.1	
1927	2	61,659,300	119,439	193.7	救世軍療養所付属コロニー設立
1928	3	62,595,300	119,632	191.1	
1929	4	63,460,600	123,490	194.6	
1930	5	64,450,005	119,635	185.6	
1931	6	65,457,500	121,875	186.2	南知多療養所設立
1932	7	66,433,800	119,196	179.4	
1933	8	67,431,600	126,703	187.9	東京市療養所において作業療法実施
1934	9	68,308,900	131,525	192.5	東京府立静和園設立
1935	10	69,254,148	132,151	190.8	村松晴嵐荘設立
1936	11	70,113,600	145,160	207.0	結核予防国民運動
1937	12	70,630,400	144,620	204.8	保健所法成立
1938	13	71,012,600	148,827	209.6	厚生省設立
1939	14	71,379,700	154,371	216.3	村松晴嵐荘で外気小屋事件発生
1940	15	71,933,000	153,154	212.9	傷痍軍人療養所第1次計画分完成
1941	16	71,680,200	154,344	215.3	
1942	17	72,384,500	161,484	223.1	
1943	18	72,883,100	171,474	235.3	
1944	19	73,064,300	・・・・	・・・	ストレプトマイシン発見（米国）

1945	20	71,998,100	・・・・	・・・	
1946	21	73,114,100	・・・・	・・・	
1947	22	78,101,473	146,241	187.2	
1948	23	80,002,500	163,909	179.9	
1949	24	81,772,600	138,113	168.9	
1950	25	83,199,637	121,769	146.4	ストレプトマイシン国内製造許可
1951	26	84,573,000	93,307	110.3	
1952	27	85,852,000	70,558	82.2	ヒドラジッド国内製造許可
1953	28	87,033,000	57,849	66.5	第1回結核実態調査実施
1954	29	88,293,000	55,124	62.4	
1955	30	89,275,529	46,735	52.3	
1956	31	90,259,000	43,874	48.6	国立療養所「作業療法実施方針」
1957	32	91,088,000	42,718	46.9	
1958	33	92,010,000	36,274	39.4	
1959	34	92,971,000	32,992	35.5	
1960	35	93,418,501	31,959	34.2	
1961	36	94,285,000	27,916	29.6	
1962	37	95,178,000	27,852	29.3	
1963	38	96,156,000	23,302	24.2	東京病院付属リハビリテーション学院
1964	39	97,186,000	22,929	23.6	
1965	40	98,274,961	22,366	22.8	理学療法士・作業療法士法制定
1966	41	99,056,000	20,064	20.3	東京病院の外気小屋閉鎖
1967	42	99,637,000	17,708	17.8	
1968	43	100,794,000	16,922	16.8	
1969	44	102,022,000	16,392	16.1	
1970	45	103,119,447	15,899	15.4	
1971	46	104,345,000	13,608	13.0	
1972	47	105,742,000	12,565	11.8	
1973	48	108,079,000	11,965	11.1	
1974	49	109,410,000	11,418	10.4	村松晴嵐荘の外気小屋撤去

第2章　サナトリウムと大気安静栄養療法
—自然治癒力への回帰

コッホが結核菌を発見したのは1882年のことであったが，このことは直ちに結核に対する効果的治療法の確立を意味するものではなかった．コッホ自身が初期の結核に効果があると報告したツベルクリンは世界中に大きな反響を呼んだが，その期待に反してすぐに効果が無いことが判明すると，大きな落胆が世界を覆った．そしてその後，結核を薬で治療しようとする多くの試みは，ドイツのエールリヒによるサルバルサン（1909），同じくドイツのドマックによる梅毒に対するサルファ剤（1932），イギリスのフレミングによるペニシリン（1939），アメリカのフェルドマンとヒンシューによるハンセン病に対するプロミン（1940）などの薬剤の発見にもかかわらず，1944年のワックスマンによるストレプトマイシンの発見まで，容易に成功しなかった．しかしそれ以前においても，人類は結核に対して手をこまねいていたわけではなく，経験や憶測，あるいは言い伝えなど，今日からみても理にかなった，あるいはまったく無効か害を及ぼすようなさまざまな予防法や治療法が試みられ，行われていた．

さまざまな結核治療の試み

結核がいまだその正体を明らかにされていなかった時代においては，その症状を柔らげ，苦痛を軽くするためのさまざまな方法が試みられていた．

文献において明記されているものはその氷山の一角とみなさなければならないが，紀元前5世紀頃，ギリシャの医学者ヒポクラテスはすでに結核患者に飲食についての注意と沐浴，十分に休息をとったあとの散歩を3キロから始め，毎日約1キロずつ加えて最終的に18キロに達するようにすすめている．これはその運動量において今日からみるとかなり過度ではあるが，その後の肺結核における歩行療法の萌芽をかいまみることができる．

また中世ヨーロッパ医学を千年以上にわたって支配したローマのガレヌス（130頃-200頃AD）は肺労患者について，できれば南向きの風通しの良い部屋で過ごし，喀血した時は厳重な安静をすすめ，食事についても詳しく指示をあたえている．またナポリの近くの海浜に保養所を設けたが，これは19世紀におけるサナトリウム療法の原型とも言える．

このように今日からみても古代の療養法にはそれなりに合理的とも思える試みも散見はされるが，なかには長く行われながら効果が無いばかりか，病状を悪化させる瀉血（放血とも言う）や吐剤の飲用なども近代に至るまでしばしば用いられた．これらは体液の調和を保つということを目的としていたが，実際には患者の死期を早めるのに大きく貢献した．たとえば英国の詩人キーツ（1795-1821）は母と弟を肺労で亡くした後，自身も肺労を病み，1820年に初めて喀血した．この時，彼がかかった医師は瀉血を幾度となく繰り返し，また病気の進行を食い止めるために厳重な食事制限を行い，彼を絶えず飢餓状態においた．これが彼の衰弱をより進めたことは疑いない．

またこの他にも誇大な効能をうたい，現れては消え，いつの間にか忘れ去れ去られるような治療法が歴史においてしばしば登場している．それらのなかで今日知られているものをあげれば，芥子軟膏の胸への塗布（血行の改善），鉱泉療法（飲用と入浴）や17世紀の医聖と言われたトーマス・シデナム（1624-89）が推奨した乗馬療法やそれに類するものとして18世紀末の医書に登場する揺りかごでゆらす，ブランコをする，航海，馬車にのる，走ること，といった運動のたぐいを加えることもできよう．あるいは乳の効果を求めて，牛よりはロバ，ロバよりは山羊，山羊よりは人間の乳の飲用が医師によってまじめにすすめられていたことなどをあげることもできよう．

あるいはヒポクラテスの時代から，結核に対して人々の心を憧れにも似た気持で長くとらえ続けたものに転地があった．転地は気候などの異なる地に比較的長期にわたって滞在することにより保養を行おうとするもので，特にイギリスやドイツなどの冬の厳しい気候の国々の人々にとって，温暖な海に面した地域で生活することは健康を回復するために大きな力があると信じられていた．

この結核による歴史的人物の転地療養の例をあげれば，キーツはロンドンから船でイタリアのナポリに，音楽家ショパンは同じくイタリアのマジョルカ島に愛人のジョルジュ・サンドと苦難の旅を続けた．またサルバルサンの発見者エールリッヒ自身も肺結核を病み，3年間エジプトに，ロシアの小説家で医師でもあったチェーホフはヤルタに転地し，フランスの政治学者トックヴィル（1805-59）はカンヌで死を迎えた．わが国においても明治の思想家綱島梁川（1873-1907）は逗子と神戸をその転地先とした．

一方，海岸とは逆に大気の澄んだ，気圧の低い高原の気候が肺結核に良い効果をもたらすと考えたものもいた．たとえばアレクサンダー・スペングレル（1927-1901）は1865年にスイスのダヴォスに結核療養所を設立したが，スイスの高原はそれを機に世界の結核療養所のメッカとなり，各国から患者が訪れた．そしてそこの一療養所に入院していた友人を見舞ったドイツの作家，トーマス・マンはそこでの体験をもとに小説『魔の山』を書くこととなった．

このほか，結核の療養地として好まれた場所としては温泉地をあげることもできる．ドイツのカルルスバード，ライネルツ，バーデンバーデンなどは特に有名で医療的には決して十分ではなかったが，たとえば詩人のシラー（1755-1805）は肋膜炎になり，カルルスバードに，またわが国においても作家の梶井基次郎（1901-31）は伊豆湯が島へ転地を行っている．しかし，これらの転地の多くは医療上の指導・管理が不十分で問題も多かった.

サナトリウム療法

転地は結核患者にとって大きな希望を抱かせるものであったが，19 世紀中頃までは新たな土地に向かった患者は見知らぬ町で下宿をさがして，あるものは医師の指示を受けながら，あるものは自己流の療養生活を行っていた．これに対して 19 世紀の終わり頃から，結核に効果的な環境とみられる転地先で，医師が一定の治療方針のもとに，一人一人の病状に合った日課を定め，規則正しい生活を行うことによって結核を治療しようとする療法が行われるようになった．これがサナトリウム療法であり，そのための施設がサナトリウムと称された．この療法はしだいに結核治療の主流となり，その流れは 20 世紀半ばまで続くこととなった.

なおこの「サナトリウム」(Sanatorium）は “sanara” すなわち「治療する」という言葉からとられたもので，日本語では「療養所」と一般に訳されている．またこれに類する “Sanitarium” という言葉は “sanitas” すなわち「健康」を語源としており，「保養所」と訳され，区別が必要である.

ボディントンと近代的サナトリウム

サナトリウム療法の起源をたどると，先にみた古代ギリシャのアスクレピオス神殿における，あるいはローマ時代にガレヌスがナポリ近郊に設立した保養所で行われていた静養と入浴，食事，マッサージを含む規則正しい生活指導にさかのぼるができる．しかし，それら戸外生活を重視した方法はいつしか忘れ去られ，特にイギリスにおいては結核に対して冷たい風は肺を刺戟するとの理由から，医師は患者が戸外の空気に触れることを何よりも警戒していた.

もっともなかには 17 世紀イギリスのベネット（1627-1655）やモートン

(1637-1698) のように患者に安静にして外気を呼吸することをすすめたものも現れたが，彼らが実際にそれを行った形跡はみられない．しかしそれから200年を隔てて，イギリスのボディントン（1799-1882）は1840年に長年の経験から戸外の新鮮な空気と十分な栄養が結核の治療に効果的であるとの確信に達し，イギリス中部の小さな町サットンコールドフィールドに自らの療養所を開設し，この療法への道を切り拓いた．こうして彼は近代的サナトリウムの始祖となった．

彼がどのようにしてその結論に達したかは定かではないが，この十分な睡眠と栄養，新鮮な大気に触れる戸外生活を中心とした治療法は，イギリスのそれまでの食事の制限と室内生活を重視した肺労治療の常識とは明らかにかけ離れたものであった．当時の医師たちは彼に非難を浴びせかけ，イギリスの医学雑誌『ランセット』(Lancet) は彼の説を一つ一つとりあげ，何の根拠もないと酷評した．

だがそれでもなおボディントンはひるまなかった．彼は自分の信念に従って，患者と同じ屋根の下で暮らし，あるいはすぐ近くに住まわせてその様子を仔細に観察しながら，彼の言う開放療法と段階的歩行訓練を続けた．ボディントンはその治療法を自分の療養所で，1867年まで27年間たゆみなく続けたあと引退し，1882年ちょうどコッホが結核菌を発見した同じ年の2月5日に83歳でこの世を去った．『ランセット』はその年の3月号にボディントンの死を悼み，彼が1840年に執筆した論文を改めて紹介し，その先駆性を称えた．この間，サナトリウム療法はドイツをはじめ，各国でしだいに採り入れられ，行われるようになっていた．

ブレーメルとデットワイラー

ボディントンに端を発したサナトリウム療法は，ドイツのヘルマン・ブレーメル（1826-1899）によってヨーロッパ大陸でも産声をあげた．彼は1826年，シレジア地方（当時ドイツ領）の地主の家に生まれた．その後，ブレスラウ大学に入学したが，革命運動に加わったことで当局からにらまれ，難を避けるためにベルリン大学に移り，そこで医師の資格を得た．彼が在学中に最も関心をいだいたのは結核で，彼の生地であるシレジア地方のゲルベルスドルフにある施設で1859年からいよいよ結核患者の治療を始めた．彼が治療において重視したのは，林間の恵まれた自然のなかで外気になるべく触れながら生活をすることで，特に心臓を鍛え，循環を促進するものとしての散歩がすすめられた．しかしその一日の距離は，時に上り下りを含む6キロメートルに及び，疲れないように適宜の休息が指示されていたとはいえ，現在からみればやや過大な運動とみられなくもない．

これに対して弟子のデットワイラー（1837-1904）はこの点に注意を払い，自らの経験をもとに安静を重視し，より安全で確かなサナトリウム療法の確立に貢献した．

デットワイラーとブレーメルの出会いはデットワイラーが一患者としてブレーメルのサナトリウムを訪れたことから始まった．彼はブレーメルの指導を受け，病が治ったあともそこに留まり，助手として彼のもとで治療にあたった．しかしブレーメルの治療法を6年間にわたってつぶさに観察するなかで，デットワイラーは毎日の散歩が時として病状を悪化させることに気づいた．それで彼は戸外運動より新鮮な空気のなかで，安静を中心とした療法をとり入れることにした．そしてその結果がきわめて良かったので，彼はいよいよ1876年に大気療法と安静療法と栄養療法を中心とする自らの療養所をライン川に近いタウナス丘陵のなかのファルケンシュタインに設立した．その徹底ぶりは彼が病棟の一角にガラスで両側を覆われたテラスを設け，患者を静臥椅子に横たわらせ，どんなに天気の良くない日でも大気安静療法を続けたことにもよく示されている．彼にとって結核の療養で重要なのは薬や土地の善し悪しではなく，新鮮な大気のなかで静かに過ごし，十分な栄養をとることであった．この彼の安静を重んじた療法については，その師であったブレーメルは厳しく批判したが，その治療効果はしだいに人々に知られるようになり，やがて彼の大気安静栄養療法を採用する療養所がドイツ各地に建設されるようになった．この意味でサナトリウム療法はこのデットワイラーによって一応の大成をみたということができる．

わが国におけるサナトリウム療法

明治初期において，わが国の衛生上の最大の課題は急性伝染病をいかに防ぐかにあった．特にコレラは明治10年，12年，15年と全国的に大流行をみて人々を脅かし続けた．たとえば明治10年の場合は上海から長崎，横浜に上陸し，全国で患者13,816人，死者8,028人を数え，明治12年には松山から拡がり，年間で患者162,637人，死者105,784人に達し，各地で暴動が続発した．また明治15年には東京府の芝・神田で発生し，全国で33,784人の死者を出すなどの猛威をふるった．しかし明治30年以降は環境衛生上の改善や伝染病予防法（明30），海港検疫法（明32），下水道法（明33），汚物掃除法（明33），などの法律面での対策が進み，しだいにその猛威も収まり，患者1万人を超す流行はほとんどみられなくなった．

これに対して，工場労働の進展と都市への労働者の集中は，結核の蔓延に格好の温床をつくり出し，結核は明治中期には社会の底辺へと拡がりをみせていた．しかし，当時の国には自ら療養所を設置する財政的余裕はなく，対策はなかなか進まなかった．このような状況のなかで，結核治療に積極的に取り組み始めたのが民間の結核療養所（サナトリウム）であった．

民間療養所

わが国において結核を専門とする最初の療養所は，1889年（明治22）兵庫県須磨に設立された鶴崎平三郎による須磨浦療病院とされている．院長の鶴崎は1855年（安政2）に肥前の諫早に生まれ，1883年（明16）東京帝国大学医学部を卒業し，その後，兵庫県立姫路病院長をつとめた．しかし眼病のため1888年同院を退職し，東大病院に入院したがこの間，結核の蔓延をみて療養所設立の必要性を痛感した．彼のとった治療方針は「唯一の根源的療法として今日欧米諸国に行わるる所のものは体内総機関の生理的作用を旺盛にして肺の局部疾病を治癒せしむる所の『ブレーメルデットワイレル』氏原則治法あるのみ」との立場にたつ，サナトリウム療法をその基本とするものであった．これにはおそらく，当時東京大学で教鞭をとっていたドイツ人医師ベルツの影響も多分にあったと思われるが，こうしてはるか彼方のヨーロッパで開始された結核治療法がわが国でも行われるようになった．そしてその後，関東の湘南海岸にも1892年（明25）に鎌倉病院，1896年（明29）に平塚杏雲堂病院，1899年（明32）に恵風園，1900年（明33）に南湖院，1910年（明43）に鈴木療養所などの民間療養所が続々と設立されるようになった．

このうち平塚杏雲堂病院は，1891年（明24）にツベルクリン療法調査のため官命によりドイツ出張を命ぜられた佐々木政吉が，その効果のないことを知り，結核治療には大気安静療法が第一であると痛感して帰国後，東京大学医学部教授を辞して設立した療養所である．また南湖院は1889年（明22）に同じく東京帝国大学医学部を卒業した高田畊安（こうあん）によって現在の神奈川県茅ヶ崎市に設立された療養所で，その「療養上の心得」には，①精神の快活，②身体の安静，③精気の呼吸，④滋養の豊富，⑤皮膚の強練，⑥環境の清潔，⑦痰膿の消毒，があげられており，その治療方針がサナトリウム療法におかれていたことがわかる．

ただしこれらの民間療養所の入院料は，南湖院の場合（1937年）を例にとると，入院料は最低でも一日２円50銭であり，月60円程度で生活していた庶民の払える額ではなかった．しかし，結核の最も蔓延が甚だしかったのは，その貧しい庶民においてであり，わが国の結核問題は同時に貧困者の医療問題，すなわち救療事業と深く結びついていた．

公的療養所

民間療養所は経済的に余裕のある階層にとっては，結核治療上望ましい施設ではあったが，庶民の利用できる場所ではなかった．しかし1911年（明44），当時の衛生局長窪田静太郎が述べているように，年間10万人の死者を数える結核に対して「之を総て療養所に収容する杯の事は到底望むべからざる事であります」というのが政府の偽らざる本音であった．この半ばあきらめの状況に一つの変化をもたらした出来事が1908年（明41）のコッホの来日であった．

当時コッホはすでに世界的偉人として名声を博していたが，その歓迎ぶりは船の着いた横浜港の桟橋に花をしき，天皇に謁見さえ許されるという破格のもので，いかに結核が当時の人々にとっても国家にとっても，ゆるがせにできない問題であったかを物語っている．このコッホの日本滞在は同年6月12日から8月24日の2カ月あまりに及んだが，それを機にわが国の結核予防運動にも新たな動きがみられるようになった．

その一つは1911年（明44）の民間における白十字会の設立であった．これは木下正中，川上昌得，杉寛一郎，林止（後の白十字会保養農園院長），松田三弥（後の救世軍療養所コロニー設立者）などの18名のクリスチャンの在京医師が中心となって設立された社団法人で，1）完全なる結核予防法の発布，2）官公私立の結核病隔離療養所の設立，3）結核研究と啓蒙活動，4）結核の予防と治療，などを目的とし，貧困結核患者に対する医療援助活動などを活発に行った．その活動の一つに結核早期診断所の開設があったが，他にこの種の施設が無いこともあって多くの人が相談に訪れ，社会の注目を集めた．

他方，より組織的な動きとしては，東京においてコッホの歓迎会が行われた折，その記念としてそこに集まった1,000名以上の参加者によって日本結核予防協会の設立が発議された．会の発会式はいろいろ準備に手間取り，結局1913年（大2）になったが，その設立の主旨には結核について「病毒の散漫いよいよ甚だしく病者の数益々増加するが故に，もし之に対して何等予防の方法を講ぜずんば，結核病者の数，結核死亡者の数はいよいよ増多すべきのみ．我が日本は今や実にこの悲惨の裡にあり，国家の経済，国民の元気，国運の発展上断じて看過することを能はず」と危機感をもって記されている．その意気込みを反映して会頭には伯爵芳川顕正をすえ，副会頭に佐藤進，渋沢栄一，理事長に北里柴三郎，常務理事に小橋一太（衛生局長），金杉英五郎らそうそうたる人士を擁する官民あげての組織となり，医療行政に与える影響も大きかった．特に創立後，直ちになされた結核療養所設立に関する内務大臣あての建議書と6大都市の市長にあてた療養所設置を要請する建議書は，1914年（大3）の「肺結核療養所の設置及国庫補助に関する法律」の成立の原動力となった．そしてこの法律によって各地の市立療養所建設がようやく始まり，最初の公的療養所として大阪市立刀根山病院が1917年（大6）9月に設立された．

その治療方針はまず安静を重視し，毎月1週間の「安静平臥週間」を定めてその徹底につとめ，また献立に関してもいろいろと工夫をこらすなど，サナトリウム療法がとり入れられていた．しかし刀根山病院『創立50周年史』によると，開所当時はなるべく重症で経済的に困難な患者を優先的に入院させていたこともあり，患者のなかには運びこまれる輸送車のなかで，あるいは療養所の門をくぐると同時に，または診察室へ向かう廊下の途中で息を引き取る，といった悲惨な例があとを絶たなかった．さらに無事入院しても，入院患者の60%は3カ月以内に死亡し，残された患者のなかにも死の不安から無理に中途退院をして退院先で死亡する者が多く，開院当時の副院長青山敬二は実際の患者死亡率を実に95%と算定している．これでは付近の住民が刀根山行きを墓場行きのごとく忌み嫌ったのも無理からぬことと思える．しかしそれでも入院を希望する患者はあとをたたず，病院のその後の3度にわたる拡張もその期待に応えることは容易ではなかった．

このような事情は，その後設立された神戸市立屯田療養所（1918年，大7：定員100名），京都市立宇多野療養所（1920年，大9：定員100名），東京市療養所（1920年，大9：定員500名），横浜市療養院（1920年，大9：定員100名），名古屋市立八事療養所（1922年，大11：定員100名）などにおいても同様であり，政府は1919年（大8）に総合立法である「結核予防法」を制定し，これに対処しようとした．

その特徴は，結核予防全般を視野に入れて家屋や物品の消毒，学校，旅館，食堂，理髪店などに従事するものの健康診断と感染者の従業禁止，痰壺の設置などを義務づけ，人口5万人以上の市に対する結核療養所の設置命令，およびそれに関わる費用の補助などを新たに規定したことにあった．

しかし療養所の設置は地方の財政事情の逼迫もあって，大正15年に至っても先の6大都市に加えて，長崎，新潟，函館，福島にそれぞれ50～60床の療養所が新たに設置されたにとどまり，それらを合わせても全国の公的結核療養所の病床数はやっと1,780床に達したに過ぎなかった．したがっていずれの結核療養所もサナトリウム療法をその治療の基本にすえてはいたが，当時100万人を超えるとみられていた患者を前にして，いかに多くの患者を収容するかという現実的課題にたえず悩まされ続け，実際には十分な治療効果を上げることができなかった．

わが国初の公的結核療養所における作業療法は，このようなきびしい結核療養所事情を背景にやがて歴史の表舞台に登場することとなる．

第3章　慰安と運動
—結核作業療法の土壌

ものごとの始まりを確定するということは，そのものごとの内容をあらかじめ定めておかなければ，その答えは見出しがたい．したがって作業療法の起源を考える時にそうであるように，結核作業療法においてもその始まりは結核作業療法という言葉によってはかられるものではない．

1923年（大12）に創刊された日本結核病学会発行の機関誌『結核』をひもとくと，一応「作業療法」という言葉の登場は1932年（昭7）の野村実（当時の福岡市立屋形原病院副院長，後の白十字会村山サナトリウム園長）の「肺結核患者の作業療法」という紹介記事にさかのぼることができる．また実践においては，野村の論文発表から2年後の1934年（昭9）の第12回日本結核病学会総会において，東京市療養所の所長田澤鐐二ら3人が，前年より行っていた作業療法の治療成績についてはじめての報告を行った．『国立療養所史　結核編』や国立療養所村松晴嵐荘の作業療法医長北錬平，および傷痍軍人大阪療養所医官の佐々木順造はこれをわが国で行われた最初の作業療法としている．

しかし，先に述べたようにその成立を考えるにあたって，「作業療法」という言葉が定着していなかった戦前においては，必ずしも「作業療法」という名称で呼ばれていなかったとしても，内容的には現在の作業療法に含めて考えることのできる活動が種々みられ，そのなかには作業療法の原点とも言える豊かな発想が数多く秘められているのではないか，という問題がある．

したがって戦前期作業療法について論じるためには,「作業療法」という名称を用いないさまざまな活動にまで目くばりをしなければ，その全体を明らかにすることにはできない.

ここでは，結核における作業療法登場に至る過程で，あるいはそれと並行して行われていた慰安と安静の過大視に意義を唱えた医師たちの「作業をとり入れた療法」とでも呼べる立場に着目して，ひろく結核作業療法が行われていた状況についてみておきたい.

慰安

最初に作業療法に関係する活動として慰安をとりあげるのは，これが一般にも「慰安会」や「慰安旅行」などのように身近な活動であるとともに，結核療養所においては治療的意味もあって行われていたことによる．たとえば公的療養所の年報をみると，そこには必ず「慰安」の項目を見出すことができるが，これは戦前においては結核は長期の入院を要する慢性疾患であったことによる．たとえば民間結核療養所である鈴木療養所の1918年（大7）から1922年（大11）の間の平均患者在院日数は161日であり，公的療養所である東京市療養所の1926年（大15）の同じく日数は203日に及んでいる．この間，多くの患者は熱心に療養に励んだが，当時「死病」として恐れられていた結核への不安を解消することは容易ではなく，その気分転換や精神的安定を図ることは療養所にとって大きな課題であった．そこで患者慰安の意味を込めて種々の活動がなされていた.

当時東京市療養所医員であった鴻上慶次郎はその『劫火の前』(1927）において結核患者は「漠然とした統一もない生活を続けて居ると，いやが上にも尖った神経が，益々鋭敏にイラ立って来るのである．夫れ故に，一定の娯楽や，趣味生活が治病上に甚だ必要である」と述べ，それに治療的意義を与えている．ではこのように広くその必要性を認められていた慰安の実状はどうであったろうか．

民間療養所

明治中期より各地で設立されていった民間結核療養所は，その成り立ち，指導理念，経営方針，施設の規模，入院者の社会的背景，地理的条件，自然環境などがそれぞれ異なり，院長の個性も色濃く反映していた．したがってその慰安の状況を一律に論ずることはできないが，その代表的な施設を 2 つあげて，その一端を紹介しておきたい．

たとえば先にあげた須磨浦療病院（神戸市　定員 76 名）は入院患者のために敷地内に散歩が可能な西洋式庭園や休憩所，大弓や玉投げなどができる遊技場などを設置し，『須磨療養地』(1895) によると「病者の精神を舒暢し，筋骨を強壮にし，食機を増進し，栄養を佳良ならしむる」ことに配慮していた．また屋内には雨天に備えて新聞，雑誌，図書の閲覧室，玉突場などを設け，「天気好ましからさるの時に向て慰適遣散の道を開けり，是れ療養上必須の要件なり」とさまざまな活動ができるように工夫されていた．しかしそれらの多くは「療養者の逍遥に任せ」と表現されているように単なる気晴らし的な意味もあり，その適用はあまり厳格ではなかったと考えられる．

また南湖院については，同院が 1937 年（昭 12）に発行した『南湖院一覧』によると，映写機 2 台および各病舎の食堂にラジオを備え，図書室も図書掛をおき，またプールを備えるなど，患者の慰安への並々ならぬ配慮が随所にされていた．1936 年の経費に関する表をみると「臨時費」として「映画，講演会，患者慰安費」といった支出の項目があげられていることから，実際にそれらの活動がなされていたことがわかる．

すなわちこれらの民間療養所の慰安活動をみると，それらがどちらかといえば娯楽や気晴し的役割が中心だったことがうかがえる．では公的療養所における慰安活動はどうであっただろうか．

公的療養所

1917年以降，順次設立が進められてきた公的療養所では，おしなべて慰安活動にも力を入れ，その充実に努めていた．

たとえば，刀根山病院の年報（1936年，昭11）をみると施設として，花壇，温室，ベンチを備えた歩道，養魚池（釣魚），舞台つき娯楽室などが設けられ，また常に新聞雑誌，書籍，オルガン，碁，将棋などの用具を備えて自由に使用させていた．また「患者の精神慰安に留意することが療病上殊に重要なるを以て，本院は凡ゆる機会に之が努力をなし居る」とその意義を強調し，かなり大がかりな設備が見受けられることから，病院としてもその充実に努めていたことがよみとれる．

また東京市療養所はわが国で最初に結核作業療法が行われたとされる公的療養所であるが，慰安については，それ以前から積極的な取り組みがされていた．第1回年報（1921年，大10）にはすでに「結核患者の経過は非常に精神状態の影響を受けるもので，治癒する患者とせぬ患者とは，一つは其精神状態に依って区別がつく程であります」とあり，当初より治療に欠かせないものとして位置づけられていた．さらに第3回年報（1923年，大12）には具体的に「本所に於ても特に慰安室を設けて患者の精神修養並に娯楽の用に供し所員は勿論所外よりも時々諸名士の講演を乞ひ・・(中略)・・活動写真，蓄音機，オルガン，囲碁，将棋及新聞，図書，雑誌類等を備へ絶えす慰安法を考究し居れり」と記されている．すなわち以上のことからすると，東京市療養所において行われていた各種の慰安は，その計画性と意図からみて，後の支持的作業療法の一部とみることができよう．そしてこのような慰安活動は決してそれらの療養所にとどまるものではなく，たとえば神戸市立屯田療養所や名古屋市立八事療養所も同じく，池，花壇，休憩所を備えた庭園を有し，娯楽室には図書，雑誌，囲碁将棋，ピンポン，蓄音機，オルガン，ラジオ等を備え，それらが広く行われていたことがうかがえる．

慰安の意義

ではこれらの慰安はいったい作業療法との関わりでどのような意義をもつものなのであろうか．まずその治療的意義について言えば，慰安は多くの場合，特にそのプログラムが厳格に定められていたわけではなく，もともとその目的は患者の不安を和らげることであるから，医師の許可は必要であったとしても，それを行うか否かは患者にまかされていた．したがってこれをもって直ちに治療活動すなわち作業療法の一部とは言いがたい．ただし，それに関わる医師も述べていたように，結核治療で重視されていた安静に対して少なからず影響を及ぼすものとして，治療に準じて配慮され，欠かせないものとして位置づけられていたことは確かである．そしてこの慰安の意義をさらに押し進めて，医師の積極的な関与がみられる種々の「自然的作業療法」とも言うべき「作業をとり入れた療法」が大正末期から散見されるようになった．では次にこのいわば作業療法の類縁とも言うべき活動についてみていくこととしたい．

しかしその前に，この「作業をとり入れた療法」が結核医療史に登場してきた意義を正しく理解するために，そこで用いられた活動（運動）が安静に対して結核医の間でどのような評価をされていたのか，という問題についてふれておきたい．

安静と運動

戦前において大気，安静，栄養は結核治療上，欠かせない療法であった．とりわけ安静は他の療法の基盤をなすものとして最も重視されていた．

東京市療養所長の田澤鐐二も 1926 年（大 15）に「肺結核の一般療法」と題する論文のなかで，結核治療において一般療法（サナトリウム療法）はすべての治療法のなかで最も重要な治療法で，解釈によっては原因療法をも含みうるとした後で，そのなかでも「最も主位を占めるものは安静であります」と述べている．したがって結核における作業療法の可能性を考えるにあたっては，作業療法成立当時，結核治療の原則と言われた「安静」に対して運動を行うことがどのように評価されていたか，ということが大きな問題となる．

さて昭和初期の結核治療における運動と安静の関係については，さまざまな立場があるが，矢部専之助が『肺病全治法二五則』(1930) で述べているように，おおよそ「なるべく運動を慎重に，少なく少なくという風に大事をとる人と，なるべく許す範囲に多くやるという人とある」と述べているように大きく2つの立場に分けることができよう．矢部は前者を「消極」，後者を「積極」と名付けている．

積極派

矢部の分類によれば，矢部自身は「いかなる運動でも，運動の結果は循環が良くなる．この良くなった循環は時に有効に肺病に働きかけることがある」と運動の効果を高く評価しており，積極派とみなすことができよう．他にこの積極派に属する医師としてはたとえば東京市療養所の医員であった鴻上慶次郎をあげることができる．鴻上は一般向けの医学書として執筆された『劫火の前』(1927) で，結核においてはいったん発病してから治療を始めるのではなく，それが感染していてもまだ発病しない潜在期において，すなわち小火のうちに対策を講じるべきであると主張し，安静療法はその最も重要な原則であるが，潜在期においては「適当の運動，娯楽，読書等は神身（原文のまま）を爽快にする．血流の正調を得て諸種の機能が亢進する為に，却って好果を胤らすものである」と症状によっては適度の運動が有益であるとしている．ただし鴻上もこの「適度」の判断が難しいことを認め，それを一応，「自分の行った運動の尚ほ2倍位の程度は，疲労を感ぜず裕に成し遂げ得らるる気持ちの範囲に止める」と患者自身の判断を重視する立場をとっている．

この点においてさらに回復期における運動の効果的利用について，よりきめ細かくその進め方を作業種目を具体的にあげて紹介したのが，陸軍軍医正であった北山啓助であった．北山は1923年より1924年にかけて欧米を視察後，『闘病新道』(1929) を著して結核啓蒙に努めたが，その治療方針の基本は視察の際に見聞したサナトリウム療法に置かれていた．このうち最も重視されたのが安静療法で，北山はこれについて「治療法としては，消極的に見えるけれども，之は，一に，吾々体内に存在する自然療能の力を信頼するものにして，最も確実にして最も誤りなき療法と見るべきである」と述べている．しかし注目すべきは，この前提に立って運動の意義を否定するのではなく，それを段階的に進めることを主張し，安静を以下のごとく分類していることである．

①　絶対的安静

②　緩和なる安静：雑談，読書等可

③　厳重なる間歇的安静：散歩，室内遊戯等可

④　緩和なる間歇的安静：遊戯，運動，作業等可

すなわちこれをみると，安静のみを強いるのではなく，むしろ症状により運動を段階的にとり入れることをすすめていることがわかる．たとえば「療法としての運動」と題された項目では「病勢挫折し，阻止の方面に好転せるときにも，尚窮屈なる安静を強ひるのは，徒らに治癒を遷延せしめ，時にはヒボコンデイルに，陥らしむるの危険がある，むしろ，此際時機を逸することなく秩序的に身体を操練するの，優れるに若くはない」と述べ，運動の治療的意義に言及している．

ただし文中で使われている活動の種類（ゴルフ，クリケット，フットボールなど）や言いまわしからすると，北山自身はおそらくそのような療法を実際に行ったとは思われない．しかし注目すべきは「北米合衆国の療養院内には，大抵作業場は附属している，そして，病況の良好なる患者に，それぞれの手工，たとえば，籠細工，ブリキ細工，編み物及組み紐，建具，指物，焼物，其他種々の物品を造らせ，之を陳列して訪問客に売却するのである．又

は花圃菜園を耕作せしむるところもある，かう云ふことは患者の無聊を慰め，病前の職業を練習せしめ，適度の運動ともなると云ふので，療養院としては欠くべからざる治療要素の一つとなっている」と述べ，当時の北米で行われていたOccupational Therapyの様子を今に伝えていることである．これはおそらくわが国において紹介された，米国作業療法の最初の例ではないかと思われる．

消極派

戦前においては結核治療の原則であった安静に関しては，それを否定する者はほとんどいなかったが，特に運動について慎重を求める立場（消極派）の医師の例として竹中繁次郎や遠藤繁清をあげることができる．

竹中繁次郎は基本的に結核治療において結核患者が摂取すべき栄養素（特に金属類）を重視する立場をとっていたが，また安静についてもそれを重んじ『結核の最新食事療法』（1934）では，「何故に過激な労働は勿論，運動等は避けなければならないか．労働や運動は全身または身体の各所を劇動し，新陳代謝を行わしめるので，身体細胞が消耗されるのである」として，運動についてはその及ぼす悪影響を強調し，肺結核の症状が去って後に慎重に始めることをすすめている．

また東京市療養所開設時の副所長であった遠藤繁清は，その『療養新道』（1929）で運動に関しては回復期での必要性は認めながらも「其開始時期，程度等を誤れば危険である．安静で損する例は極めて稀であるけれども，運動で失敗する者は非常に多い」とそれを劇薬に喩えて注意を促している．

さらに同じく結核臨床に長年たずさわった経験から，運動のもたらす害に触れ，それを慎重に行うことを主張した岩佐大治郎もどちらかと言えば消極派に属する．彼の『肺病の予防法と自然療養』（1931）は「運動は健康の保持，体力の増進，諸種の疾病に対する抵抗力のため有効な事は申すまでもない．然し，健康体には運動が必要だからといって，必ずしも病を養うものにもそれが必要だといふ訳には行かない」と，健康者に通用することが患者にはそのままでは通用しないことを強調し，その例として強肺術と称して無理な運動をすることの危険性をあげている．

しかしこれらを通してみると，立場によって消極あるいは積極といういくらかの違いはあるにせよ，安静が基本で結核の症状が去り，回復する度合いに従って運動を徐々にとり入れ，安静と運動との調節を図ることは結核治療にたずさわる医師たちの多くが認めているところであった．したがって結核治療において時と場合によっては運動・作業を行うことは，東京市療養所における作業療法以前にあっても，必ずしも否定されていたわけではなかったことは銘記されてよい．そしてそのような事情を背景に一部の医師のなかには，さらに積極的に作業を治療にとり入れようとする動きもみられるようになった．結核作業療法はほとんど手を伸ばせば届くところにまで近づいている．

「作業をとり入れた療法」

これまで安静と運動との関わりについてさまざまな意見をみてきた．しかし，一部には安静は結核治療の基本であるが，同時にその絶対視に対しては，より積極的に運動（作業）をとり入れ，運動のもつ意義を高く評価しようとする主張もいくつか散見される．ここでは特に，田中香涯，永井秀太，小田部荘三郎の場合をとりあげてみたい．これらはまた結核医療のあり方がその医師の人生観と深く関わっていたことを示す一例ともなっている．

田中香涯：活動と希望

作業あるいは有意義な活動が，心身の健康と密接な関係があることは一般に経験されているところであるが，大正年間においても医師田中香涯は『間違だらけの衛生』（1920，大9）において「希望は人生の光明であり，活動は人間の生命である，されば希望と活動とを絶たれた者は仮令ひ生きながらへて居ればとて其の生活は無意義無価値である」と断じ，安静は急性病には必要でも結核のような慢性病には「身体的或は精神的作業をなさしめて其の疾病感覚を他に導き，不安不快悲観煩悶等の情緒を起さないやう相当に活動せしめたならば彼の閑散無聊の休養生活のために益々二重三重の肉体的精神的苦痛に襲はれて却て死期を早めるものよりも如何に幸福であり，いかに生の満足を充たし得られるかも知れない」と述べ，作業のもたらす精神的意義あるいは今日の QOL に通ずる問題を指摘し，後の作業療法における野村実の転換療法的意義をそこに与えている．

このような作業（あるいは活動・運動）を人間の健康や幸福にとってなくてはならない活動とする思想は，結核治療においてそれらを積極的にとり入れようとする立場に多かれ少なかれ共通してみることができる．次にとりあげる永井秀太と小田部荘三郎の場合は，そのような思想と結核治療がより意識的に結びついた代表的な例である．

永井秀太

永井秀太は，東京市大森に 1924 年設立の永井療養所を有する呼吸器病専門の医師であり，医学博士である．その立場は結核は必ず治るべき病気であるが，それには気長な養生が必要であり，なによりも忍耐力を要するというところにある．この養生法の具体的内容を書き記したのが彼の一連の結核啓蒙書であり，そこで今日の作業療法に相当する「硬療法」あるいは「運動療法」がとりあげられている．ここでは彼の主著とも言える 2 つの著作によって，その内容をみておきたい．

「硬療法」

安静と運動に関して永井は，『肺患者養生法秘訣』（1924）において基本的に他の多くの医師と同様に「安静が主態で，運動は其補助法である」との立場に立っている.

しかし，永井の養生法の特色はそれを前提に，回復期（永井によれば主に体温が37度以下の常温に復してから）における運動を自主的に行うことを推奨し，それに生活全体の転換にまで及ぶ文化的意義を与えていることであろう.

永井は「著者の年来主張する硬療法」と題する節のなかで「一般に肺病の養生法と云うと，静臥安逸飽食暖衣と云う事を主眼にした消極的な保護療法のみが最もよい様に思われて，病者をまるで室咲きの草花の様に取り扱い，エネルギーを少しも空費させない様に，総ての活力を病巣に向かって集中させ，これを治療の用に供そうとする，所謂独逸式の静臥食事療法が当今専ら行われていますが，自分は多くの経験によって，こうした療法のみに偏しては，あまりに人間を機械視し，物質視し過ぎる観があって，人間の霊智霊能に就いて考える処が少なく，所謂生物の生なるものを，少し等閑に付した嫌いがある療法の様に思う」とその考えを述べ，具体的に養生の根本を，①生活方法の転換，②療養費上の不安除去，③愉快を伴う軽易な運動の奨励，④精神の屈託を防いで常に愉快な気持ちを保たせる，⑤従来と異なった，しかも希望のある簡易な戸外職業に従事する，⑥大胆と放心な性癖でつとめて養生し，己の職業に対して熱心な執着心と趣味心を涵養する，⑦疾病治療の自己研究を全然止すこと，⑧絶対に唯一人の主治医を信じてその監督に任せること，の8箇条をあげている．このうちとりわけ永井が重視したのが③の愉快を伴う軽易な運動であって「是を無熱，或いは時々発熱する位の初期患者に応用すれば非常に効果があります」とし，その例として散歩，体操，花卉栽培，蔬菜園芸，簡易牧畜，徒歩旅行，簡易行商など現在の気晴らし的意味をも含む作業療法の活動をあげている．すなわち永井によれば，これらの活動と生活法の改善によって「患者の持つている自然治癒能力に，適当な新しい刺激と鼓舞とを與えると同時に，不衛生的な生活によつて消耗して行く体力を挽回して，病気に対抗し得る体力」を実現し，結核は克服されるとされた．

なお「硬療法」とは聞き慣れない言葉であるが，察するに安静を絶対視して安逸に過ごすことを「軟」とみて，それに対置した言葉と思われる．

「仕事療法」「慰徒療法」「娯楽療法」

永井の著書としては『肺患者養生法秘訣』よりさらに内容を整理したのが『呼吸器病療養全書』(1934) である．すなわち「硬療法」というやや難しい言葉がその内容を示す「運動療法」に変わり，そのなかに「仕事療法」「慰徒（いと）療法」「娯楽療法」が区別され，より体系的な説明がされている．その基本的立場は前著と変わっていないが，その間の結核療養をとりまく状況の変化を受けて，それに対する見解も取り入れられているなどの改変がみられる．たとえば「運動療法」の冒頭では「無数の肺結核患者中には，静臥療法を必要とするものあると同時に，また一方には運動療法を，必然の治療方針とせねばならぬ者も存在するのである．殊に近来は，少しく静臥療法なるものが過信せらるる嫌いがあつて，其の反動として最近には，肺結核の運動療法とか，労役療法とか，職業療法とかが，可なり有力に宣伝せられる様になつて来た」と安静療法の行き過ぎに対する是々非々の自らの立場を説明しているが，ここでは「労役療法」「職業療法」といった言葉が登場し，それらが次第に広く使われ始めていたことがわかる．

なお「仕事療法」とは永井によれば，英国やドイツで行われている半ば強制的に軽作業からしだいに力仕事へと進み，病前の職業への復帰の準備を行うもので，その目的は「多くは公設給費的の療養所等に於て，徒に惰眠を貪らうとする輩に課して，一つは健康増進に，一つは勤勉力行の風習函養に資せんとする，二様の目的を持つものである」とされ，労働規律を重視した訓練的な意義づけがされている．注目すべきは同書で作業療法という言葉が見出されることであるが，これはあくまで「仕事療法」と同じ意味で用いられており，その意義は「放逸遊惰に流れ易い自宅療養，或いは恢復期の転地療養患者には，頂門の一針，他山の石として，大いに学ばなければならぬ」と説明されている．これは現在の幅広い心身の活動を含む作業療法の内容とは異なるが，民間の結核啓蒙書において作業療法という言葉の用いられた最も早い例ではないかと思われる．

また「慰徒療法」とは永井によれば「仕事療法」と「娯楽療法」の中間にあり，散歩程度が許された患者で，集中力を欠いたり不安に陥ろうとする場合などに編み物，籠細工などの趣味的手工芸を短時間に熱心に行わせ，徒然を慰め，憂うつを晴らし，精神の働きを活発にする目的で行う活動とされている．これは現在の心理的あるいは支持的作業療法に相当するものと考えられる．

永井はこれらの三つの「運動療法」により，免疫機能が亢進し「実に驚く可き良果を収め得る場合が，少なくない」とその治療的意義を強調している．

以上をみると，永井において運動療法（今日の作業療法）は活動期の安静療法に対する回復期の重要な治療方針であるとされ，その進め方において患者の自発性を重んじ，結核療養が一面では生活の転換をも含むとしているところにその特色がある．しかしその治療の場は当時療養所が不足していたこともあり，家庭療養を中心にすえ，療養所での実践との結びつきはほとんど無く，永井の「運動療法」は「仕事療法」においてみたように，むしろそれと対立するものとして捉えられているふしがある．しかし，本書が出版された前年に初めての公的療養所における作業療法の試みが始まり，作業療法はしだいに社会的意義を帯びるようになっていく．

小田部荘三郎

永井の他に結核療養において運動や作業の意義を積極的に評価した医師として小田部荘三郎がいる．小田部は英国のサナトリウムで7年間に千名余りの結核患者の治療にあたり，その時の経験をもとに一連の結核啓蒙書を著し，「勤労療法」あるいは「運動療法」を提唱した．ここではその主張を『働きながら治せ』(1931) と『健康新道』(1935) によってみておきたい.

勤労療法

『働きながら治せ』(1931) の特色はその「はしがき」で「もし本著が幽閉的であり, 消極的であり, 不生産的である従来の安静療法から, 開放的であり, 積極的であり, 生産的である階梯療法へ方向転換し, 勇躍精進せられんとする人々への正しき道標ともなるを得ば, 本著の使命は達せられる訳である」と述べているように, 当時の結核の治療原則であった安静療法に彼の「階梯療法」あるいは「階梯的運動療法」を対置していることである. 彼はそれを「一種の開放療法」に喩えて, 安静療法との違いを永井の場合とは異なり, より鮮明にしている*2. ただし小田部のいう安静療法は「無制限な絶対的安静療法」という条件がつけられており, 正確に読めばそれを否定しているわけではなく, 極端な場合と比較しているのであって, 内容的にはそれほど目新しいことではない.

彼自身の治療原理である「階梯療法」をみても「静臥療法, 静動的起居療法, 歩行運動療法及び勤労 (労役) 療法」の4段階に分け, 安静療法はその最初に位置づけられている. しかし小田部の「階梯療法」の主眼が「勤労療法」に置かれていたことは, その解説の3分の2がそこに費やされていたことでもうかがえる. その背景には「世の文化はいつしか人生をして変態的ならしめ, 神聖なる自然の労働を無視し, 或いは忌み嫌うような傾向を形造る」に示される彼の労働観あるいは人生観があり, あるいは労役は手段であると

*2 ここで小田部が「開放療法」なる言葉を用いていることは, 精神科において呉秀三が同じく作業療法と開放療法を一体のものとして捉えていたことと通ずるものがあり興味深い. あるいはことによると小田部は呉の著作を読んでいた可能性も否定できないが, 小田部の著作には呉やその作業療法についての言及がみられないことから, 小田部自身の着想と考えられる. このことは作業療法と開放療法あるいは社会的関係の結びつきが当初から存在していたことを示唆している.

同時に目的であり「患者はまた労役を神聖視すると共に，之に対して大いなる親しみを持っていなければならぬ」とする彼の主張がある．

したがって小田部にとって療養は彼の言葉を借りれば，一面では「禅僧の修養法」であり，「勤労療法」においては第1級から第6級までの段階が区別されているが，庭掃きや草むしり，芝刈り，生け垣の刈り込み，溝掘り，鋸引きなどが推奨されており，今日からすれば自然に親しむ園芸などを生かした「修養的作業療法」とでも呼ぶことができよう．

運動療法

小田部は『働きながら治せ』の4年後に再び，彼の呼吸法（深呼吸）に基づく健康法について解説した『健康新道』(1935) を著した．この書における結核治療の進め方は前著とほぼ同じであるが，全体を示すものとしての「勤労療法」が名称において永井の場合と同じく「運動療法」に変更されている点が目を引く．しかし「運動療法」が「静臥療法」「静動的起居療法」「歩行運動療法」「労役療法」の4つに分けられていることは，前著と同様である．

また安静療法についても「生霊なき木石の如く，生活細胞の集団からなる我々の身体が，絶対安静の状態に寝てばかり居つて，丈夫になり得る筈がないのである．惟此の安静療法なるものは，臨時的に施すべき短期間の一処置に過ぎない」と従来の立場を繰り返しているが，一方で過度の「運動療法」の害に対しても注意を促している点が前著には無い部分で，このことは逆に結核患者においても一部で運動が療養の一環として行われていたことを示唆している．

以上を見ると，小田部においては永井より安静療法に対する評価は低く，療養の中心，すなわち治療的効果は「運動療法」に求められている．またそれが結核患者にとどまらず健康法の一部に位置づけられていることも本療法の特徴となっている．

「作業をとり入れた療法」の意義

田中香涯から永井秀太や小田部荘三郎にいたる一連の主張のなかには，作業を行うことを人間の本性（あるいは自然）とし，そこに人間本来のあり方を求めている点に共通する思想をみてとることができる．このいわば「自然的作業療法」と称することもできる「作業をとり入れた療法」は，わが国における庶民の健康観とも深い関わりをもつものと思われるが，戦後の転換療法における作業のもつ精神的意義の強調などを考える時，その先駆者としての意義は忘れることができない．たとえば転換療法を提唱した野村実はその「長期療養者のＢ・Ｔ療法」（1965）において小田部の『働きながら治せ』に言及し，注目していたことを記している．この意味で「作業をとり入れた療法」は医学的，社会的には大きな勢力であったとはいいがたいが，その水脈は地下水のように，結核作業療法のなかに脈々と流れていたとみることができよう．

第４章　東京市療養所における作業療法
―安静主義者と「有益な点」

大正末期から昭和初期にかけて，実質的には現在の作業療法と重なるところの多い永井や小田部の「作業をとり入れた療法」，あるいは慰安の存在を考えると実質的な作業療法の成立は少なくとも永井や小田部の療法に遡れるのではないか，との見方も成り立つ．このことからすれば1933年（昭8）6月，東京市療養所において田澤らによってわが国で初めて結核患者を対象に「作業療法」と名付けられた活動が試験的ではあるが実施された事実も名目上のこととみなすこともできる．しかし，はたして東京市療養所における作業療法を私たちはそれ以前の療法と同列に論じてよいものであろうか．あるいはこの療法はただ現在用いられている「作業療法」という名称を共有していることだけにとどまるのであろうか．

そこでもう少し仔細に東京市療養所において成立した作業療法を検討し，いかなる点においてその作業療法が現在のリハビリテーションの立場からして画期的とも言える意義を有するかを明らかにしていきたい．

東京市療養所の使命と治療方針

東京市療養所の作業療法について触れる前に，まずその作業療法が行われた施設の成り立ちとその治療方針についてみておきたい．私たちはそのことを通して，結核作業療法が決して一人の医師の頭のなかで思いつかれた思想的産物ではなく，切実な必要性をもって歴史に登場してきた現実的選択であることを知ることになる．

設立の経過

作業療法が公的療養所において初めて行われた1933年（昭8）当時の東京市療養所は，東京市中野区江古田にあり，敷地面積32,841坪，総建坪数5,984坪，総延坪数8,961坪，病舎数24，病床数1,170床を数え，その沿革概要には「名実共に世界屈指の大療養所となれり」と記されている．

その設立の発端となった内務大臣の，1916（大5）年度中に療養所を建設せよとの命令が東京市に下ったのは1915年7月14日のことであった．

これに対して東京市は1916年6月，東京府豊多摩郡野方村江古田の江古田城跡を建設予定地に確定し，工事に入った．しかし工事は台風による建物の倒壊，放火による妨害，物価上昇による工事請負会社の倒産など幾多の危機に見舞われ，着工以来4年近くの歳月を要して，ようやく1920年（大9）5月29日，定員500名をもって開所に至った．

当時の所長は東京帝国大学医学部を卒業後1917年2月に医学博士の学位を受け，その年の3月12日付で東京市療養所設立事務嘱託となり，そのまま設立と共に初代所長となった弱冠38歳の田澤鐐二であった．

使命と治療方針

公的療養所の使命は結核予防法によれば，「療養の途なき者」を隔離収容し，病毒伝播の危険を防ぐことにあった．しかし東京市療養所においては，それにとどまらず当時としてはその治療においていくつかの意欲的取り組みがなされていた．そしてそのような東京市療養所の意欲的姿勢を背景に，後に公的療養所における初めての作業療法が試みられることとなる．

使命

『第1回東京市療養所年報』(1922) の本文冒頭にはまず「本所の使命」と題された一文が掲載されている．その最初に「本所は主として東京市民にして肺又は咽頭結核に罹り療養の途なき者を入院せしむる為の市立病院であります．したがって自然貧困な患者に対する救療の意味が含まれ居るのでありますが単純な慈善病院とは異なり，本来の主旨は病原菌を散布せぬように，患者を一定所に隔離して，市民全体の健康を保護しようと云う点でありまして，是が実に本所の負う所の使命なのであります」[*3]と述べ，それが貧困者のための救療施設であると同時に隔離施設であることを示している．しかし，またその最後で「本所に於いては，今後社会の各種方面に於ける施設と相まって，十年二十年乃至数十年の後には，東京市否日本帝国を世界に於ける健康の一大楽園と化するよう最善を尽くす覚悟であります」と述べ，隔離・収容に終わらないその遠大な抱負が盛り込まれていた．

治療方針

第1回年報は治療方針として「衛生栄養療法」(サナトリウム療法) を掲げ，患者においては日常の生活方法の改善による身体の活力の増進，とりわけ先にも触れた慰安および娯楽による精神面における充実 (安心，克己，自重) を重視し，またその自然に恵まれた環境を生かして「安臥大気療法」すなわち大気安静療法を積極的に取り入れていた．

[大気療法]

現在，かつての東京市療養所 (後に中野療養所と改名) の場所を訪れると，その建物は取り払われ，その跡地はビルや住宅に囲まれた公園となり，当時をしのばせるものは何も残されていない．しかし，第1回年報では「本所の地形は必ずしも四時天恵をほしいままにして居るとはいいませんが，一

[*3]原文カタカナ表記をひらがな表記とした．以下同様．

区画をなしたる閑静の地で，構内も広く林間居ながらにして富士の勇姿を望み，眺望頗る快闊，季節に依つては特に安臥大気療法に適当しているのであります」と自然に恵まれた環境であることを強調し，大気療法が重視されていたことを記している．

この大気療法に関しては，田澤鐐二と寺尾殿治が1925年（大14）の第3回日本結核病学会総会において「我国に於ける大気療法の実施に就いて」と題する発表を行っている．注目すべきはそのなかで「東京市療養所においては以前より大気療法を励行するに努めて居ましたが如上の問題を考究する目的で，昨年十二月より特に徹底的に之を励行して種々の観察を致しました」とあり，自らの実践を通して詳細にその効果を確認したうえで，翌年（1926）大気療法の施設としてバンガロー風の林間静臥施設を建設していることであろう．この批判的進取の精神とでも言うべきものは，後の作業療法導入にあたっても遺憾なく発揮されることとなる．

[安静療法]

戦前において大気，安静，栄養は結核治療上，欠かせない療法で，なかでも安静は他の療法の基盤をなすものとして，特に東京市療養所においては重要視されていた．

たとえば，東京市療養所の副所長の遠藤繁清は1924年（大13)，『結核』誌上に「肺結核に対する安静療法の実施に就いて」と題し，安静の徹底を呼びかけ，「我国でも以前の如き無理解な運動療法は漸々見掛けなくなったけれど，而かも尚個々の実例に就いて見れば其の実行せられ居る安静療法が頗る不徹底である場合が希ではない」と苦言を呈している．

また田澤も1926年（大15）に「肺結核の一般療法」のなかで「最も主位を占めるものは安静であります」と述べているが，その重視は身体面での安静にとどまらず，精神の安静にまで及んでいる．彼は実際に精神的仕事と筋肉運動の体温上昇に関わる変化を調べ，「読書，絵画，将棋等の如く精神的の働きの大なるものでも，『ピンポン』『羽根つき』『凧上げ』等の如く身体的運動の主なるものでも，亦其中間の『トランプ』『カルタ』等でも其間に大なる差違は認められません」との事実を確認し，「以上の諸成績に依て精神的感動又は精神的仕事は熱其の他の徴候に対して不良の作用を及ぼすことは意外に大である」と結論し，患者の活動に対して注意を促している．

東京市療養所ではこのように，安静療法をサナトリウム療法の大きな柱とし，その「療養者心得」においても「談話多き時は肺の安静を妨けて有害なり，故に来訪者ある時又は他の療養者に対する時此心得を要す」とその徹底に努めていた．

[栄養療法]

結核は肉体の消耗をもたらすから，これを補うため多量の栄養素を必要とし，その補給に注意を払うことは結核治療の要諦とされていた．東京市療養所でも食事を結核治療における重要事項として位置づけ，「開所当初より経営法献立等につき常に至大の注意を払ひ種々研究調査を重ね来たりて今日に及へり，就中調理監督並に献立作製につきては開所次年度（大正 10 年度）に於て専門家を招聘する案を立て市当局の承認を得，特に日本料理学会長勝美新太郎氏に委嘱せり」と並々ならぬ意欲を示している．また療養所側においても所長以下幹部，医局，薬局，事務局，婦長，副婦長，賄監督，賄請負人，調理人の出席のもと，月２回の献立会議を開催し，その内容についてたえず検討を重ねていた．

すなわち，以上のようにみてくると東京市療養所の治療方針は，安静療法を中心に大気療法，栄養療法についても積極的に取り組み，たえずその改善に余念が無かったことがわかる．

東京市療養所における作業療法

東京市療養所において作業療法が行われた当時の治療方針は，安静を中心としたかなり厳格なサナトリウム療法が採用されていた．また，その治療法の取捨選択は単なる欧米の模倣でも学者の意見の鵜呑みでもなく，実際にその効果を検証したうえでなされていたことに大きな特色があった．

このことは，東京市療養所の作業療法開始の意義を考えるうえで，特に留意しておかなければならない点であろう．すなわち，その作業療法は決して安易に運動や作業の奨励として，すなわち自然発生的に始められたものではなく，あくまで安静の価値を認め，その十分な配慮のもとに実証的精神に基づいて行われたということに私たちは注目しておかなければならない．

作業療法の内容

『結核』誌上に掲載された 1934 年（昭 9）第 12 回日本結核病学会総会発表の「作業療法に就て」によると，田澤鐐二，中野真夫，伊藤秀三らは野村と同じくドイツでの結核療養所の例を参考に，以前から病院内において一部の患者に「アルバイト」（病舎や食堂の掃除などの仕事）をさせていたものを 2 回に分けて系統的に行い，その結果を翌年の総会において報告した．

それによると，第 1 回目は 1933 年 6 月 17 日より 7 月 20 日までの期間で，9 名を対象に，隔日に 20 分ずつ掃除，磨き物などの筋肉労働と簿記練習などの精神作業の 2 種類の活動を実施した．

第 2 回目は 1933 年 12 月より 1934 年 3 月までの 3 カ月余りの期間で，16 名を対象に第 1 回とはやや異なり，第 1 組には掃除，磨き物などの手伝いをさせ，第 2 組には竹籠を作らせ，精神労働としては簿記の練習をさせた．また 2 組ともいずれも初めは隔日に 20〜30 分，後には毎日実施した．

そして田澤らはこれら作業の影響を，胸部所見，レントゲン像，栄養，体重，体温最高，咳嗽，喀痰，自覚症状，合併症，赤沈，血球（白血球数，杆状核，リンパ球）において開始時，開始後 1 カ月，終了時の 3 回の成績によって比較検討した．

結果とその評価

この歴史的に特筆されるべき作業療法の結果はどのようなものであっただろうか．報告はそれについて「一見しては殆んど何等異変の無いように見えても，各種の徴候を列挙して通覧すると，不良徴候を相当に多いという者もありますが，何症状に注意して居ればよいと簡単に標準を定めることは困難で，要するに個人個人に就て各徴候を精査して行わねばなりません」と，明確な治療効果が認められなかったことを記している．安静を重視する田澤の従来の立場からすれば，これは医学的立場から作業療法を否定するのに十分な内容だったと思われる．

しかし注目すべきは，田澤らが作業療法を行ったほとんどの患者に治療上の変化がみられなかったことを述べた後で，それにもかかわらず「有害影響が起こらずに行き遂げることができさえすれば，一方に於いて有益な点の多いことは事実でありますから，仕事をさせ得る患者の範囲を広めることは，観察をなるべく精細にして悪影響の見落しのないようにすることは最も肝要であります」（下線筆者）と作業療法を行うにあたっては治療的効果よりむしろ悪影響のないことを重視し，治療的効果以外の部分でこれを評価していることであろう．この治療以外の「有益な点」とはここでは明示されていないが，冒頭では作業療法について「治癒した者に将来の生業のために仕事をさせる場合と，未だ充分治癒せぬ者に治療の意味を兼ねて行わしめようとする場合」の２つがあり，前者は社会的意味が強く「職業療法」と呼べるものであり，後者は医学的意味が多く含まれ，より研究を要すると述べている．この点からすると，後者の意味での効果がたとえ乏しくても，田澤らは前者の意味において作業療法（あるいは職業療法）を有益と評価したと思われる．

では東京市療養所における作業療法の試みがいかなる点においてそれまでの「作業をとり入れた療法」と異なるのか，という点についてややくわしくみていきたい．

東京市療養所における作業療法の歴史的意義

前章では結核作業療法成立のいわば，前史として慰安や「作業をとり入れた療法」についてみてきた．しかし現在のリハビリテーションの一環としての作業療法の立場からみれば，その起点として東京市療養所において作業療法が実施されたことの画期的とも言える意義を見逃すことはできない．これは単にそれが「作業療法」という現在用いられている名称を採用しているという理由によるものではないし，またその意義は『東京市病院療養所業績年報』で 1935 年の作業療法（ここでは職業療法）の参加者を 5 名としているその規模の小ささによって減じるものでもない．ここではその意義を科学性と社会性という 2 つの点において，明らかにしておきたい．

科学性

人間が健康であるためにはさまざまな活動が有益であること，長期にわたる不必要な臥床は人々の心身の健康をはなはだしく損なうことは，それが今日廃用性症候群と呼ばれ，その予防が叫ばれていることをみても容易に理解される．結核作業療法について言えば，公的療養所で作業療法が試みられた 1933 年（昭 8）以前における作業療法前史とも言える時代にも，結核療養の原則としての安静の重視に対して作業あるいは「運動」や「勤労」を積極的に評価した医師たちが大正末期から昭和初期にかけて存在していた．彼らは療法としての安静の意義を認めてはいても，その過度の強調には否定的であった．しかしここで注意すべきことは，人間が作業あるいは活動を行うことが自然なことであり，また健康に多大の影響を及ぼすことが日常のなかで受け入れられていたとしても，それが医学のなかにとり入れられ，「療法」として位置づけられることとの間には大きな隔たりが存在する，ということである．

東京市療養所長であった田澤は，その患者に対する真摯な態度で知られているが，また脚気研究で学位を得たすぐれた研究者であり，さらに一高には最初は法科で入学した社会的意識の持ち主であった．彼の学者としての資質は結核の治療研究においても遺憾なく発揮されている．たとえば田澤は先に触れた「肺結核の一般療法」(1926）のなかで，散歩や入浴，遊戯（トランプ，読書，囲碁，ピンポン，凧上など）が結核患者の身体に及ぼす影響を体温の変化によって調査し，健康者と比較し変動が大きいことを見出しているが，彼のこの結果についての評価は，後に作業療法を初めて開始した療養所長が作業をどのようにみていたのかをうかがい知るものとして興味深い．

まず，散歩と入浴の開始後の体温上昇に関して「之は単に一時的の生理的現象が著明に現われるというに過ぎなくして，永続的作用を有するものではなく，また結核病巣には関係がないものとすれば運動や入浴は半面には種々有益な理由をも有することであるから，之に対して余りに消極的の方針を取らない方が可ということとなる．然るに他面より考えれば，上記の如き発熱を起す運動又は入浴は急に温度表の表面には現れなくとも，陰然たる災を及ぼし，積り積て全体の経過の上に幾分なり不良影響を興えるものとすれば此発熱を看過して運動の分量，入浴の可否等を判断することはできない訳である」(下線筆者）と述べ，その運動の適否は個々の症例の体温変化を観察して判断すべきであると結論している．

これをみる限りでは作業に関してこの時点での田澤は先の「消極派」か「積極派」かと問われれば，「消極派」に属すると言えよう．彼にとってはあくまで医学的に証明された病状の安定が第一であり，有益な運動もそれを少しでも損なうようであれば，それに譲るべきであるというのがその主張である．この意味において，田澤を「安静主義者」としても決して誤りではないであろう．たとえば最初にあげた「作業療法に就いて」のなかでも，田澤はこの新たな試みを始めるにあたって，作業の影響について各種徴候による詳細な医学的検討を加え，その結果を報告している．彼以前の作業を用いた永井，小田部らの療法がその方法と全体の治療結果を示しているのに過ぎないのに対して，これは初めて作業に加えられた科学的メスであり，科学としての作業療法成立に寄与する先駆的試みの一つと言えよう．

しかし，示された結果は「殆んど何等異変の無いように見え」というものであり，治療法としての効果を疑わしめるものであった．したがって医学的根拠に乏しいそのような療法を採用するのは，医師としては本来あまりすすめられないことであったかもしれない．また，そのように考えた医師がいたとしても不思議ではない．事実，後に国立療養所晴嵐荘に関わった結核医北錬平は戦後の論文において「作業療法が療法であるかという疑問は，実際にこの療法を受けつつある患者大衆よりは，むしろ医師の側より続出している」(1947) と述べている．したがって，医学者として安静を重視してきた田澤がこの療法をあえて採用したとすれば，それは「作業療法に就いて」のなかにあるように医学以外の部分でそれを「有益な点」としてより重視したからに他ならない．昭和 8 年に東京市療養所において，なぜ作業療法が行われるようになったのか，またその作業療法がどのような意味をもっていたか，という問題を解くためには，この「有益な点」に是非とも触れておかなければならない．

社会性

東京市療養所が開設されてしばらく後，田澤を絶えず悩ませていたのは申し込んでも直ちに入所できない待機患者の増大であった．彼がいかにそのことに心を砕いていたかは，昭和 6 年の状況を報告した年報緒言に「入所希望者の停滞益々甚だしく入所許可までの所要期間は，男子約 4 カ月，女子約 2 カ月にして，此の期間中に死亡の届け出ありし者 601 名に及び，昨年の 541 名に比して著しき増加を示し，患者遺族の哀傷真に同情に堪えざるものあり」と記していることでもわかる．

これらの問題の原因は言うまでもなく，必要な病床数に対して用意されている病床数が圧倒的に少ないことにあったが，東京市療養所としてはその溝を埋めるため，大正15年と昭和7年の2回にわたり拡張工事を行い，当初500人だった定員を1,170名に増やし，また民間病院への患者委託制度を創設するなど待機者解消へ向けての努力を重ねていた．

さらにこれらの措置と同時に，東京市療養所は停滞者解消のため，経過良好な患者の退院促進と緊急に入院の必要な重症困窮患者を調査・入院させるため，わが国で最初の社会部（現在のソーシャルワーカー部門）を大正14年に病院内に設け，より効果的な病床利用を目指した．しかし，これらの努力をもってしても問題の解決にはほど遠く，昭和8年の患者動向について田澤は「然るに，入所患者の申込停滞数は益々増加し，年末に至っては其の数1,220名，停滞期間6カ月に及んだ」と記している．その実状はこの時期，療養所の付近に病院でも医院でもない，待機患者や軽症患者を有料で収容する民家を利用した保養所まで現れ，それを取り締まるはずの警視庁さえ黙認せざるをえなかったことにも示されている．昭和8年の作業療法開始は以上のような状況と，昭和7年に在所期間を9カ月に制限する措置を新たにとったことなどと考え合わせると，軽症患者の早期退院の必要性と密接に関わる新たな試みと推測される．

そしてこの後しばらくして，東京市療養所の中野真夫は『昭和11年東京市立病院療養所業績年報』において，この作業療法の目的を，①経済的自立，②生甲斐，③治療の徹底と将来の生活の準備，の3点に整理し，その社会的効果をより具体的に記している．

さらに第17回年報では「其他本所の患者処遇方針の若干」として「昭和11年度より軽症患者に適度の運動を行わしめ，其の恢復を促進し社会復帰の念を強むる等所謂職業療法の試みとして，病室，慰安室の掃除其の他の軽作業に従事せしめ，之に対して若干の奨励金を支給して居る．現在の所，1人1日金20銭以内であって，1日平均5人，患者をして従事せしめて居る」と報告している．ここでは「治癒した者に将来の生業のため仕事をさせる」ものとしての作業療法の社会的側面としての「職業療法」が正式に療養所の方針のなかに位置づけられていたことが示されている．

すなわちこれを永井，小田部らの「作業療法」と比較すると，東京市療養所において作業療法が開始され，結核医療史のなかに最初に登場するに至ったその独自な点は，個人的治療の観点から行われた永井，小田部らの療法とは異なり，医学的には憶測を排した徹底的な検証によって，その治療効果がはっきりと確認できないとしたうえで，貧しい患者の退院後の生活を見据え，有害影響が無いことを前提にあえて全体的利益・「有益な点」に立って行われた，今日いうところのリハビリテーション的側面にみることができる．

第5章　結核予防運動と回復期の問題
—軽快者保養所とコロニー

昭和8年に東京市療養所で試みられた結核作業療法は，回復期患者の早期社会復帰を目指した最初の活動として，その名を歴史の一ページに留める価値を有すると思われる．しかし一方で，昭和初期のわが国の結核の蔓延状況は1931年（昭6）の満州事変勃発の頃より再び増加に転じ，1933年（昭8）には10万人あたりの死亡率において188人と200名に迫る勢いをみせていた（表1参照）．これに対して政府は1919年（大8）に制定された「結核予防法」によって徐々に公的結核療養所の設置を進めていたが，財源の不足もありその動きは鈍かった．たとえば公私を含めた全国の結核病床数は1928年：3,245床，1929年：4,180床，1930年：4,412床，1931年：4,821床，1932年：5,677床，1933年：6,177床と増えてはいるが，これでは1933年の結核死亡者数：126,703人に対して，遠く及ばないことは明らかであった．このようないわば八方塞がりの状況のなかで，次第に隔離による感染防止とともに結核予防医学の発展もあって予防と退院後の再発防止が新たな結核対策として，大きな期待をかけられるようになった．やがて国立結核療養所において実施されるに至った作業療法は，この時期の結核予防思想とこれらの実践に多大の影響を受けながら，その第一歩を踏み出すこととなった．

なお，この昭和初期の結核に関わるさまざまな動きのなかで，再発の危険に脅かされながら退院を強いられていた軽快患者の保護を目的とした，保養所あるいはコロニーと呼ばれる施設がいくつか誕生し，そのなかで作業療法および作業が重要な役割を果たしていたことは，作業と生活の強い結びつきを示すものとして忘れることができない．本章ではこのことについてもできる限り触れることとした．

結核予防医学と国の結核予防対策

結核予防医学

昭和初期に結核予防が盛んに叫ばれるようになった背景には，結核の発病のメカニズムがしだいに明らかになり，さまざまな予防対策を講じることが現実に可能となってきたことがあげられる．たとえば，大正末期から昭和初期にかけての感染の発見手段としてのツベルクリン反応とレントゲン検査などを用いた早期発見・早期診断技術の進歩は，結核予防事業を進めるうえで大きな力となった．

東京市療養所の医員，柴田正名はこの結核予防事業の意義に関して「感染発病の予防は抜本塞源的方法であって，これが完全に行われさえすれば一番目的に適う訳であり，実行も比較的容易である．所が一方の治療方面では，患者を迅速確実に，盡く治してしまう様な素晴らしい方法が現在の所見あたらない為に，これによつて実効を挙げる事は甚だ容易ではない．したがって今日，一般に結核に関する仕事と云えば，殆ど盡く結核予防事業の名称を以て呼ばれて居る事でも分かる様に，結核対策の主力は予防の方面に向けられて居る傾向がある」(1942) とその事業のもつ重要性について触れている．

医学的にこの予防運動に大きな影響を与えた研究としては，当時東京市療養所の技師であった岡治道と海軍医学校教官の小林義雄の初感染発病説があった．これは当時欧米で結核はほとんど小児の時期に感染するとされていたのを，小林が 1924 年に遠泳中に突然おぼれ死んだ水兵を岡とともに解剖したところ，初感染の病巣を発見し，それをきっかけに日本人ではその半数が青年期（15～30歳）で初めて感染し発病するとした説である．小林はこのことをツベルクリン反応検査を用いて海軍の水兵で追跡調査を行い，1931年にその成績を『結核』9巻10号で「ツベルクリン，アレルギーと肋膜炎」として発表した．また岡はそれより以前の1924年から1925年の間に175例の結核死亡者の解剖を通じて，日本人の初感染はヨーロッパのそれと比較して年齢的に遅れていることに気づいていた．このことから感染をいち早く診断することの重要性が認識されるようになった．

また結核の診断においてはレントゲン検査は欠くことができないが，このレントゲン写真を用いて結核の診断技術を高めたのは，岡治道の「肺結核症胸部X線写真像と剖検所見との比較研究」(1928）によるところが大きい．この岡の研究によってレントゲン像から結核病巣をより正確に診断することが可能となり，レントゲンは結核の診断上欠かせない手段となった．

こうして結核発病の過程の解明と診断技術の発達により，結核予防対策は具体的な手がかりを得て大きく前進することとなった．岡の「結核予防問題と其体系」(1932）では，その全体を以下のように大きく感染予防，健康増進，発病予防の3つに分けて示している．

1. 感染予防
 - 伝染源隔離：伝染源の調査と発見，療養所設備の完成，菌排出者の公徳
 - 菌潜入防止：公衆衛生状態および設備
 - 素因改善：自然免疫，人工免疫
2. 健康増進
3. 発病予防
 - 感染発見：「ツベルクリン」反応陽転
 - 発病または健康監視：抵抗増加（衛生改善，栄養指導，疲労の回復），プレベントリウム
 - 早期診断：赤血球沈降速度，「レントゲン」診断，一般体況の注視
 - 早期治療

すなわち，以上のように結核発病の医学的解明とその予防策の体系化の進展により，昭和初期には以前と比較してさまざまな対策が系統的に行われるようになり，その一端に作業療法と関わりの深い回復期の問題が浮上してくることとなった．ではこの背景となった，国における結核予防対策の当時の状況からみておきたい．

国の結核予防対策

政府は従来，結核に対して直接施設を設置するなどの施策をとらなかったが，昭和初期の結核蔓延の及ぼす深刻な社会的影響を座視できず，国家レベルでの対策の立案と実施を迫られた．これに大きな影響を与えたのが当時の保健衛生調査会の答申であった．

保健衛生調査会の答申

1933 年（昭 8)，内務大臣は保健衛生調査会[*4]に対して結核予防の国としての根本対策を諮問し，同会は 23 名の特別委員をあげて 1934 年総会にその原案をはかり，その協賛を得て以下の項目を柱とする答申を行った．

- 結核病床増加に関する件
- 結核予防相談所拡充に関する件
- 結核回復者の保護施設に関する件
- 結核予防教育振興に関する件
- 結核予防に関係ある社会施設拡充の件
- 結核予防法改正の件

[*4]保健衛生調査会は大正 5 年に内務省衛生局に設置され，国民の健康状態およびその健康を毀損する原因，その予防に必要な事項，ならびに国民の健康保持と増進に関する事項を調査研究するために設置された．その管制は大正 5 年 6 月 27 日勅令第 172 号に定められていた．

・結核予防費財源の件
・結核予防機関の充実の件
・決議事項遂行の件

これらの項目にはそれまで強く叫ばれていた切実な問題が多く網羅され，やがてこれを土台として予防に関わる保健施設を中心とした具体的な計画が立案され，その施策が実施されることとなった．

保健施設拡充計画

保健衛生調査会の答申はわが国のその後の結核政策に大きな影響を与えたが，政府がそれに基づいて全体の実施計画（保健施設拡充計画）を具体的に以下のように立てたのは 1936 年（昭 11）のことであった．

・保健所の創設
・結核予防施設の拡充
・医療機関の普及
・癩根絶
・一般医療救護並恩賜財団済生会事業費補助

ここでは先の答申と比較すると，まず結核の予防対策に重点が置かれ，広く国民の保健指導を行う機関として最初に保健所の創設が掲げられていることが注目される．この計画は翌 1937 年の「保健所法」によって実現された．また時を同じくして実施された官民あげての「結核予防国民運動」は，結核予防が国民的課題であることを示す一大キャンペーンとなった．そしてこの結核予防思想の国民への浸透ということが，保健所創設とともに，その後建設される国立結核療養所（後の傷痍軍人療養所）においても重視され，作業療法も特に回復期を中心にその一翼を担うものとして期待されることとなる．その具体的現れの一つが各地に産声をあげ始めた軽快者保養所とコロニーと称される施設であった．

軽快者保養所とコロニー

今日の医学的リハビリテーションの成立とも関連する回復期保養施設，すなわち退院患者が社会に復帰するための準備と再発予防を目的とした中間施設の必要性について，最初に全国公立結核療養所長会議が触れたのは第9回会議（1932：於内務省）であった．この時それまでとりあげられることのなかった軽快退院患者に関する議題，すなわち「軽快患者に対し職業指導の途を講ずる件」「軽快患者退所後又は退所前一定期間監視の件」「治療の傍ら軽快せる開放性患者に屋内労働を許すとせば如何なる種類の仕事を許すべきか」などが討議された．福岡市立屋形原病院副院長の野村がそのことを訴えた「肺結核患者の作業療法」を『結核』誌上で発表したのはその翌年のことであった．1934年の結核予防根本対策の答申でも，そのなかに結核回復者の保護施設に関する件が盛り込まれ，「結核療養所退所者，結核恢復者及び軽症患者は多くは各自の家庭にありて療養生活を継続するものなるを以て之を指導保護するは結核予防相談所の任務なるも之を収容する特殊機関の存在は望ましき事に属す．即ち保養ホーム，保養農園，保養授産所，保養村落等の施設をなるべく普及せしめ又結核療養所をして之等の事業を行はしむべきものとす」（下線筆者）とされている．

しかし軽快者保養所はその必要性は理解されても，その設置は財源の問題が壁となってなかなか先に進まなかった．ところがこの状況を打開する手がかりとなったのが，ラジオ納付金による長年懸案となっていた財源の確保であった．当時ラジオは1925年（大14）の放送以来急速に普及が進み，加入者は1932年（昭7）にはほぼ100万人に達した．そしてこの年，その聴取料を従来の1円から75銭に値下げし，その納付金をもっぱら府県における結核予防事業の拡充費用にあてることとなった．

この対象となる施設として衛生局通牒は結核相談所，結核巡回看護，結核療養施設の拡充，結核性虚弱児童の養護と並んで結核療養所退所者その他軽快結核患者の保護を掲げ，患者ホーム，患者コロニー，患者授産場など適当なる保養施設をその例としてあげている．これによって府県における従来からあった各種結核予防事業も次第に軌道に乗るようになり，東京府と大阪市において1934年（昭9），公立の施設としては初めて軽快患者のための保養施設が設けられた．

ここではそのようにして徐々に拡がりをみせつつあった軽快者保養所の新たな動きを紹介しておきたい．東京市療養所をここに加えたのは，東京市療養所自体は自ら軽快者保養所を設立したわけではないが，所長の田澤はその必要性を痛感し，関連する保養所の設立に公私にわたる協力を惜しまず，作業療法と軽快者保養所あるいは後保護施設の深い結びつきを示すものとしてとりあげた．なお南知多共生園について章を別に立てたのは，キリスト教を背景とする保養所あるいはコロニーが多いなかで，特に仏教に基づく共生思想を掲げて設立・運営された特筆すべき例と思われたからである．私たちはそれらを通して回復期結核患者の生活と社会復帰に果たした結核作業療法の具体的な姿をみてとることができる．

東京市療養所と軽快者保養所

昭和初期においても結核療養所は数が少なく，特に公的療養所は末期の患者が多く，重症者に対する「死に場所となれる観ある」と言われるほどその状況は悲惨であった．そのうえ，貧困者が入院を希望しても，東京市療養所をはじめとする公立療養所は待機者が多く，入院までに数カ月を要することがあり，大きな問題となっていた．

したがって，東京市療養所長の田澤が1931年（昭6）の『結核』誌上で回復期患者の再発予防のための施設に関してはその必要は認めつつ「公費を以てする場合には，今日の如き社会に対し危険というよりは寧ろ其本人自身の利害休戚の為めにする意味大なるを以て，公費収容等の事業は余程財政に余裕を生じたる時の問題とせらるべきなり」としているのも，当時の結核予防法にはそのような軽快者保養所のための制度が無かったこともあり，問題に対する無理解と一概に断ずることはできないであろう．現にそのように述べている田澤自身がその必要性を誰よりも痛感し，おそらく記録に残されている限りでは，わが国最初の後保護施設「ガーデンホーム」に公私にわたる協力を惜しまなかった．その設立の事情を『東京市療養所年報第3回』(1923, 大12) は「本所関連事項」のなかで「ガーデンホームの創立に就て」と題して次のように記している．長くなるが当時の後保護施設に対する田澤らの期待と内務省のこの種の施設に対する意向をうかがうことができるので引用する．

「ガーデンホームは英人タプソン嬢の主唱により我か国朝野人士の賛同を得て軽症又は恢復期結核患者の為めに設けられたる療養所なりタプソン嬢の依頼により澄川衛生課長及田澤所長は夙に之に好意を寄せ来りたりしが昨年本所村尾医員の斡旋により本所の西隣に接続せる畑を敷地として購入することを得たり，茲に於て久しく敷地難に苦しみたり同『ホーム』創立者等は大に喜び，後援者側も引続き奔走し来りしが，震災後に至り後援者，関屋宮内次官，田澤本所長等より吉田東京市社会局長に謀りたる結果，大阪より寄贈さるへき材木到着次第引代へらるへき予定にて臨機援助せられたるものとす，本所に於ては恢復期の患者を収容する適当の設備を得んことを豫ねて希望し居り，昨年の結核療養所所長会議に於ても二三所長より此の希望出てたりしが，結局何等かの社会事業に俟つて時宜に適したる処置なりとせんとの内務省側の意向なりし故其の儘となり居たりき『ガーデンホーム』は恰度斯る時機に於て生れんとしたりしを以て，本所に於ても所長副所長以下所員より個人的に種々援助を與へ，同ホームの経営者亦之れを多として本所恢復期患者の収容を其事業の一部とし共同の実を挙げんことを望みつつあり，斯種機関の発達に依りて本所の使命を幾分にても完全ならしむることを得れば実に望外の幸いなりというべし」(下線筆者) とその設立にあたって回復期患者のための施設の必要性を痛感していた田澤をはじめ職員や政府関係者の個人的援助が少なくなかったことが記されている．

また『東京市療養所年報第5回』(1925) には「本所関連事項」として「蟻ケ崎療養所」なる項目があげられ，信州松本の近辺の蟻ケ崎の高地にあるカナダ聖公会の旧マリヤ館の建物を管理者の好意により利用し，1925年(大14) 10月より東京市療養所の退所患者の収容が開始されたことが記されている．それによると「目下其数5人傍ら手内職を始め『バスケット』等制作して『バザー』に出品するなど意気込み居れり，僅々800円の寄付金を以て創始したる事業なるも，後来後療法と授産とを兼たる特殊施設として発達を切望し目下後援者を待ちつつあり」と田澤が積極的に後保護の問題に関わっていたことがわかる．田澤としては後保護施設の必要性を痛感しつつ，制度的，財源的問題より民間の事業を支援し，この途を切り拓く方向を選んだものと考えられる．

救世軍療養所附属コロニー

軽快者保養所のなかで歴史もあり，広く知られていた施設として東京府豊多摩郡和田堀内村（現在の東京都杉並区和田）に救世軍の創立者ウイリアム・ブース大将の来日記念事業として設立された救世軍療養所を母体として，1927年（昭2) 5月に開設されたわが国最初の「コロニー」と称された保養施設がある．その施設は規模こそささやかではあるが，その理念と活動の先駆性において見逃すことができない．

現在残されている『救世軍療養所及附属保養所コロニーの概況』(1934) によれば，当時の救世軍日本司令官山室軍平は救世軍療養所の特色はその宗教的信念，すなわちその職員一同，愛の奉仕に身を忘れて患者に尽くすところにあるとしたうえで「更に今一つの特色はその保養所コロニーにある．病気は癒えたけれども，尚暫く留まって養生した方がよい人々の為に，コロニーを設けて，夫々の軽い労働に服しつゝ健康の増進を圖る様にできて居るのは，其の必要ある人々に取り，大なる便宜を與ふるものである」とその設立の意義を述べている．この設立に文字通り身命を賭したのが初代所長松田三弥であった．

松田三弥のコロニー思想

松田三弥は当時東京市浅草区北三筋町にあった救世軍病院の院長も兼ね，先の『コロニーの概況』によれば日本における最初のコロニー建設者と称されている．松田は1870年（明3）2月京都府九世郡淀町に生まれ，上京して1902年（明35）東京帝国大学医科を卒業し，南湖院，東洋内科医院などの民間の結核療養所で副院長を勤めた後，1912年（明45）の救世軍病院創立に院長として招かれた．

松田は自らのコロニーの理念について「保養者コロニーとは衛生地帯に園藝場，養鶏場牧場など設け恢復者を住民として豫後の治療と労働訓練とを並行せしめ，全快者は域内に世帯を持たせ，農商工業牧畜等の事皆住民の手で行はせ，住民一同相倚り楽しく睦み暮らし得る衛生施設の完備した一理想郷を為すことである．かう云ふ機関がなければ結核撲滅と患者の幸福は望まれない」(1936，下線筆者）と語っている．このコロニーによって結核患者の真の回復を目指そうとする松田の強い思いは終生変わることはなかった．たとえば1930年（昭5）にコロニーを退所した患者の手記には「先生の晩年は，全くコロニー療法研究に没頭して居つたと云ふてもよい位であつた．而も着々として是を實行して行つたのである．先生は斯く云ふ『公立結核療養所は，一定の在所期間を経過すれば患者が全快しないでも退所せしむる．それも止むを得ないことであるが，それでは，いつまで経つても日本の結核患者は減る筈がない．たとへ全快の上の退所であっても，それらの人々はすぐ働かねばならなぬ境遇にある．すぐ働けば又再発する．やっぱり患者は減らない』それではどうすればよいか．それは結核コロニーの建設である」と記されている．また他の入所者も「院長先生は，ずゐぶんコロニーのために力を盡されました．痰コップ（松田は 1930 年結核のため病死）を持ち乍ら，指図なされた事を思ひます時に，かくまで先生に苦勞をかけた仕事は今迄なかつたらうと思ひます」と松田のコロニーに対する執念ともいうべき姿を伝えている．

ではこのコロニーにおいて作業はどのような役割を担っていたのだろうか．

作業の状況とその意義

コロニーの建設は松田のコロニーにかける熱意を反映して，しだいに輪郭を現し，1928 年（昭 3）第 1 コロニー宿舎，1929 年（昭 4）第 2 コロニー宿舎，1931 年（昭 6）第 3 コロニー宿舎を建設，また作業施設も 1931 年養鶏場，1933 年（昭 8）山羊部，1934 年女子コロニー宿舎，1935 年（昭 10）コロニー理髪部および売店を整備し，その地歩を築いていった．

患者は療養所からコロニーに移ると，まず紙屑掃除，草取り，庭仕事などから始め，一定の時間を働けるようになれば，花壇や芝の手入れなどに進み，さらに農業，養鶏，洗濯などの力仕事を保養者が過労に陥らないように健康労働者と共に行うようになっていた．またその他に軽い労働としてガラスの入れ替え，ペンキ塗り，コロニー内の理髪や就職準備としてのレントゲン技術の修得，さらにコロニーのことはすべて保養者の手で行うことを目指して，可能な限り大工の仕事，指物制作，ブリキ工作，機械器具の修繕なども行われていた．

その様子は，内務技師濱野規矩雄が 1934 年（昭 9）の『臨床医学』に寄せた「結核の職業療法に就て」において次のように記されている．「十五名の部員は，各自理想を描いて，好く岩佐院長（松田の後任：筆者），児玉副院長の指導の下に，お互に注意しながらやつておる．一寸メムバーの仕事振を御紹介してみやう．山羊を飼育して，清乳を重い患者に配つておるのが，昔銀行員であつた夫婦もの，庭木いぢりをして居るのが呉服商の番頭さん，万年筆やさんが塗り仕事を，水道衛生工事請負の患者さんがニワトリを飼育して，元気よく働いておる．指物職の兄さんが，レントゲン係の助手となり，菓子商が患者の買物を買って出て居る等は，如何にも面白い廻り合わせと考へさせられる・・・(中略)・・・此様に人世の一大不幸の中にも，幸福を求め得て悦んで，働きながら恢復の日を待って居られるのである」

これを読むと救世軍附属コロニーにおいて，作業は単なる治療と生活の手段にとどまらず，それ自体喜びをもたらすもの（目的）として欠くことのできない役割を担っていたことがわかる．その今日的意義を述べるとすれば，その活動は社会的意義と治療的配慮からして，今日の医学的社会的リハビリテーションの活動に連なるものとみることができよう．

なお濱野規矩雄はこのコロニーに 1934 年（昭 9)，自ら作ったわが国最初の外気小屋を寄贈しているが，当時の貴重な写真が現在山室軍平記念救世軍資料館（東京都杉並区）に保存されており，今もその簡素な姿を目にすることができる．

東京府立静和園

東京府は 1934 年（昭 9）9 月 1 日，療養のあての無い結核患者で作業に適する者を収容し，園長の新井英夫の言葉を借りればその「社会的再成」を目的に府立静和園を設立した．その規模は面積 15,000 坪，建物 14 棟，建坪 615 坪，職員は園長以下 26 名，保養者 100 名を擁し，居室はベッドが 4 つであとは畳敷きという質素なものであった．しかしそれまでの保養所とは違い，純然たる社会復帰施設としてかなり体系だった作業療法を初めて導入したところにその特色があった．砂原はこれを日本で初めてのリハビリテーション施設として位置づけている．この静和園での結核作業療法の様子については新井の論文「肺結核患者の作業療法」(1937 年）によってうかがうことができる．

まず作業療法を開始しようとする患者はその体温，赤沈，咳嗽，喀痰，排菌，体重，その他の一般症状について詳しく検査を受け，何らの異常も認められず，さらに散歩を許されるに及んで，初めて静和園における作業療法に参加する資格が与えられる．

またその作業療法の実施にあたっては通常1週間程度の観察期間を設け，異常が無ければ，初めて次の段階である作業療法に正式に進むことになっていた．その内容はさらにいくつかの段階に分かれた散歩から始まり，しだいに種々の作業へと移行するように工夫がされていた．その全体を示せば，①指示散歩期：時間または距離の増加による散歩，②自由散歩期：自由散歩，舎内義務的作業（居室清掃，配膳，洗濯など），屋外指示軽作業，③指示作業期：自由散歩，舎内義務的作業，作業各部の見学的作業，④自由作業期：舎内義務的作業，屋外希望作業（農芸部，園芸部，家畜部，工芸部）などからなり，保養者の希望にできるだけ応じられるように工夫がされていた．

なお作業療法の指導に関しては，静和園では作業指導員5名が医師の処方に従って保養者を十数班に分け，その任にあたっていた．この作業指導員はおそらく現在の作業療法士のさきがけと思われる．

最後に新井は以上のように綿密に計画された作業療法に参加した保養者の経過を医学的見地から症例として報告しているが，その経験はやがて後の傷痍軍人療養所の作業療法で生かされることになる．静和園自体の歴史はほぼ1943年（昭17）頃に戦時下の情勢悪化を受けて，その短い歴史に幕を下ろすこととなったが，「社会的再成」を目指したその理念は今においても色あせることが無い．

白十字会恩賜保養農園

白十字会恩賜保養農園は1935年9月に茨城県鹿島郡軽野村に定員50名をもって設立された．その特徴は農業コロニー方式をとり，東に鹿島灘，西に霞ヶ浦，利根川を控えた6万m^2の土地に花壇，蔬菜，果樹園をつくり，また養豚，養鶏などの小屋を設置し，回復の程度に応じて患者自身にこれらの世話をさせ，治療と共に農園仕事の楽しさを味わってもらおうというものであった．またこの保養農園のユニークな試みとしては，施設のコテージを個人用に経済的に余裕のある患者に300円から500円で建ててもらい，本人が退院する際に費用を精算して農園が買い取るといった制度や，さらに患者や職員に「一坪農園」を持たせ，収穫した農産物の品評会を開くなどの催しも開かれていた．

白十字会出版部が刊行した『日本結核予防事業総覧（1936年度版）』は以上の事業の目的について「日本の結核予防事業体系の中で特に欠点と思はれることは初期恢復期にある者に暢びﾉ\とした意義ある生活を営ませ経済的に自力更正の途を拓き，日常生活へ復帰し得る階段を都合よく運ばせる施設が少しも発達して居ないので之を補う目的で・・・(中略)・・・悠々自適の環境を作り，農園を開発し果樹園菜園等を経営し，家畜を飼育し，保養者の趣味に従って若干の作業を授け之を授産的に指導し，傍ら在園費の軽減を図り，日常生活に慰安と生気を與へるを以つて心身共に新しき姿に於て更生させる」と記している．ここには農園を中心として健康生活を実現しようとする保養農園の意図を読みとることができるが，初代園長となった村尾圭介（田澤鐐二の実兄）にもそのような理想的なサナトリウム建設への思いがあったことを『白十字会八十年史』(1990) は伝えている．

なお，この保養農園は戦前においては有力企業の委託療養により発展を遂げたがその後，結核病棟は廃止され，キリスト教の影響も薄れ，白十字総合病院と名称も改めて現在でも鹿島工業地帯の市街地に場所を変えて活動を続けている．しかし周囲は住宅地に囲まれ，かつての農園の面影をそこに見出すことは難しい．

コロニー設立と救護法の問題

これまで昭和初期の結核医療における新たな動きとして各地のコロニー設立の様子をみてきた．その設立については，その創設者の熱意は無視できないが，しかしその社会的背景として1929年（昭4）に成立した「救護法」の問題について是非とも触れておかなければならない．現在であれば，「生活保護法」(1950) によって，退院しても仕事による再発の危険性が高く，生活困難であれば保護を受けることが可能であるが，当時はそうはならなかった．

それはこの「救護法」が従来の「恤救規則」(1874・明7) と同じく，その適用にあたっては，家族と近隣の相互扶助を重視する立場から，厳しい制限を設けていたからに他ならなかった．すなわち家族のあるもの，貧困であっても65歳に満たない者，医療費は払えなくてもかろうじて生活している病人などは対象とならなかった．

したがって1920年（大9）年以降の第一次大戦後から始まり，1929年（昭4）の世界恐慌の波及へと続くわが国の不況の深まりのなかで，失業者は増え，人々の生活は困窮を極めていたことを考えると，ようやく症状が落ちついたばかりで退院を余儀なくされた結核回復者の置かれていた状況の悲惨さは想像に余りある．1934年（昭9）の『結核』誌において京都市立宇多野療養所の尾高憲作らは「自分は静養の意志を有するも，一家生計の為にやむおえず死を賭して労働せる者もありて，彼等を訪問すれば時に，薬よりも『パン』与えよと叫ぶ者あるを聞かざるに非らず」とその実状を伝えている．

次に紹介する南知多共生園設立の背景にも，そのような当時の結核患者を取り巻く厳しい時代の現実があった．

第6章　南知多共生園における作業療養
—文芸誌と養鶏

南知多共生園の名前は結核作業療法に関する文献のいくつかで目にすることができる．たとえば木村猛明の『肺結核の歩行・作業療法』(1946）においては特に成功したものとして「府立静和園」「救世軍療養所」「新生療養所」(長野県)「白十字療養所」と並んでその名が記されている．しかしそれらの施設は府立であり，またキリスト教団体の設立ということで，その背景のおおよその察しをつけることはできる．しかし南知多共生園の名は，ただそれだけでは宗教的思想に基づくと説明を加えられても，その内容を具体的に思い浮かべることのできる者は少ないのではないだろうか．筆者もその一人であり，仏教社会福祉学のわが国における第一人者である長谷川匡俊先生（現淑徳大学学長）の指摘を受けるまで，「共生」が実は浄土宗僧侶，椎尾辨匡*5の唱える共生思想に基づき，「ともいき」と呼ぶこともその時まで思い至らなかった．しかし南知多共生園に関する資料は，手元の喜多村修『結核療養と養鶏』(1940）のみだったので，南知多共生園とその母体である南知多療養所を引き継いでいる現在の南知多病院に手がかりを求めて問い合わせてみた．幸い古い文集があると聞いて出かけたが，それまでの経験から内心

*5しいおべんきょう（1876-1971)：愛知県生まれ，1905年東京大学哲学科宗教学卒業，個人的解脱に止まらず社会的解脱としての「共生（ともいき）運動」を提唱．1928年より衆議院議員3期当選，大正大学学長，浄土宗増上寺82世．

あまり期待ももてぬまま，電車とバスを乗り継いで知多半島の先端に近い海沿いの病院にようやくの思いで到着した．

だが，思いがけず案内された書棚のなかには共生園設立当時から発刊されていた『青空』と題された雑誌が 10 冊あまりにまとめられて製本され，大切に保管されていた．そしてそれらをひもとくなかで，それまで多くは間接的にしか触れることのできなかった療養所内の生活の様子や，作業に取り組むに至った経過，当時の結核医療や社会の動向などが手に取るように目の前に開けてきた．ここではこの貴重な資料に基づき，その一端を紹介し，結核医療と社会的問題との関わりおよび作業の意味について考えてみたい．

共生園の成り立ち

共生園は単独の施設ではなく，そもそも民間の南知多療養所に附属する軽快者のための作業場（定員 50 名）として 1933 年（昭 8）1 年 1 月に設立された施設である．したがって共生園の成り立ちを知るには，まずこの南知多療養所からみておかなければならない．

南知多療養所

療養所や病院の設立に際しては，さまざまなきっかけや動機が考えられるが，それが特別な個人的事情に由来することは，それほど多いことではない．しかし南知多療養所が愛知県知多郡豊浜町（現南知多町）に定員 200 名をもって 1931 年（昭 6）9 月に設立されたいきさつについては，院長の田中義邦（1921 年名古屋大学医学部卒）のある個人的決心にまでさかのぼらなければならない．

田中義邦の妻のいとによれば，義邦は 1931 年 6 月に突然「現代医学をもってしても不治の病が沢山ある．たとえばハンセン氏病は治療困難な疾患だが，国は各地に療養所を建設しつつある．又，肺結核は若人に続々と蔓延し，死

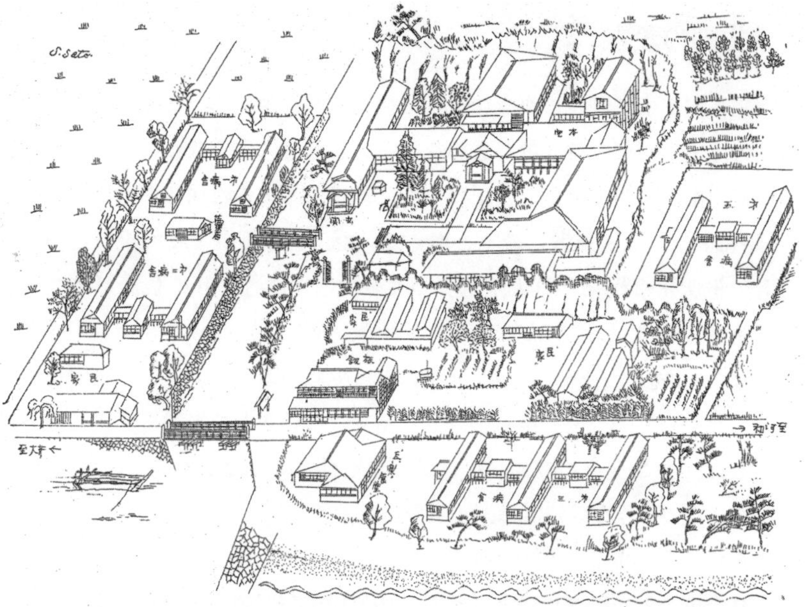

図 1　開設から 1 年後の南知多療養所の風景．南知多共生園はその後，図の右上の台地上に翌年設立された．(『白樺』：後の『青空』1932 年 9 月号付図より)

亡率も第一位を占めている．最近湘南方面に南湖院など若干の療養所建設があるが，これらの療養所は金持ちしか入れない，貧しい肺病患者がどんどん増えているのに，こういう患者はいったいどうするのか．私はこの貧乏人の肺病患者の治療に一生を捧げるから，お前も覚悟して協力してくれ」と妻の田中いとに宣言したと言われる．義邦はその時の背景を共生園発行の雑誌『青空』のなかで「椎尾辨匡師の説法に依り，如何に生くべきかを悟り，結核のために一生を捧げんと決心」と書き記している．こうしてそれまで田中海濱病院と称されていた病院はわずか 3 カ月で南知多療養所となって生まれかわり，やがてそれに附属して共生園が産声をあげることとなった (図 1)．

共生園の設立

南知多療養所が院長の決意によって生まれたと同様に，共生園の成り立ちも同じく田中義邦の個人的な思いを抜きにしては考えられない．その事情について，園長として奔走した田中いとは後年次のような回顧を残している．

「昭和7年，入院患者は続々と増えていた．ある日県より軽快した一人の患者の退所指令が来た（入院患者の大多数は市町村よりの依託患者であった：筆者注）．申し込み希望者が多いため，少し軽くなった者は退所せよということであった．当人は少し元気になってはいるが，就業には不安を感じると言うため，夫や医師陣は協議した結果，この患者を無料で所内に置くこととした．ところがこのような軽快者の無料入所者はその後20〜30人にもなった．このような軽快者は，重労働は無理でも軽作業はできるようであり，夫はこのような患者のために作業所を作ることを計画した」

これを読むと，時をほぼ同じくして作業療法が開始された東京市療養所と同様に，入所を希望する多くの待機患者の存在と，それにかわってどこにも行き場の無い貧しい軽快患者の存在がその作業療養（共生園では「作業療養」の名称を用いた）の背景として浮かび上がる．そして何よりも一人の医師の決意によって結核作業療法はここにおいて医療と生活を支える大きな役割を担うべく，産声をあげるに至った．

文芸誌『青空』と共生園の生活

これまで共生園設立の経緯について述べてきたが，ではそこにおける患者の生活の様子はどのようなものであったのだろうか．ここではまずその生活の一つの中心をなしていた文芸誌『青空』を紹介し，その後で共生園における多彩な生活の様子にふれることとしたい．

文芸誌『青空』

『青空』は「田中千恵子」（『青空』では田中いとはこの筆名を用いている）が発行人となり，南知多療養所開設1年後に始められた白桐文芸倶楽部の文芸誌として1932年（昭7）2月に創刊され，翌1933年すなわち共生園開設の年に『青空』と改題して以後戦争の激化とともに1942年（昭17）6月に廃刊（1951年復刊）となるまで，たゆまず毎月ほぼ1回，短歌，俳句，詩，小説，随想，仏教やキリスト教に関する講話，簡単な医学の解説，行事の報告，時事問題に関する意見，さらに漫画，コントなど多彩な内容を提供し続けた.

この事業に関しては1935年5月号で読者が「田中千恵子氏が毎月これだけのものを纏めて発行される努力には敬服する」としているのは，園長の要職にありながら一結核療養所において成し遂げた，他にほとんど類をみない事業であることを思えばなおさらその感が深い．おそらくこれを可能にしたものは「田中千恵子」が1935年の『青空』新年号の巻頭言において「多数の患者さんを預かる療養所を経営してゐる関係上，病で苦しめられてゐる人々に對して，何時も，私自身が一緒に苦しみに耐へ，慰め合って，共生の精神に生きたいと考えてゐる．女の身で一人前のことはできないにしても，女性としての使命の持場を認識した獨特の仕事に没頭したい．猪突猛進．私は自分の信ずる信念に則つて皆さんと一緒に生甲斐のある生活を創り，希望を新らしくして有意義な現實を築きあげたいと願つてゐる」と記しているその信条と強い使命感によるものであろう.

しかし『青空』の背後にあるそのような宗教的精神とともに特徴的なことは，その紙面から溢れる自由で闊達な雰囲気であろう．たとえば『青空』の「原稿募集」には「創作，戯曲，随筆，詩，童謡，俳句，雑詠」のみでなく「笑話，漫画，川柳」も加わり，毎月それらの作品が誌面に花を添えていた．たとえば1934年（昭9）4月号の『青空』の目次には「筆のむくまま」「随感随筆」「春に贈る言葉」「若芽」などの随筆の他，海辺のスケッチ，和歌，俳句，詩，漫画，仏教講話などが謄写版で印刷され，自由気ままな同人誌といった趣を呈していた．また今日残されている初期の『白桐文芸誌』を読むと，そのようなさまざまな思いを受け入れる雑誌の存在が，一部とはいえ読者に多大の影響を与えていたことがわかる．たとえば1932年4号には，失望の内に南知多療養所に入院し，文芸会の活動に参加することとなった「翠枝」（筆名）の「僕の山田浜での収穫は・・・（中略）・・・病気征服は云はずものがな文藝会の同人として拙劣ではあるが病人慰安としての雑誌の発刊できた事である．〆切間近の焦燥，〆切後の多忙・・・之等全ては生まれるものへの期待によって僕を非常に愉快にしてくれたものである」との言葉が残されている．

その『白桐文芸誌』に転機が訪れたのは，1935年（昭10）にそれが「廣く世の同病者に呼びかける」ため活版印刷となり，体裁が整えられたことであろう．装いを新たにした『青空』は，それ以前の手作りで所内の自由な表現の場から，やや堅苦しい雑誌になったことは否めないが，依然として患者の生活に活気をもたらす大きな支えであり続け，当時の共生園の雰囲気を今に伝えている．

共生園での生活

共生園のあった豊濱町は知多半島の先端に近い三河湾に面した温暖な土地で，共生園はそのなかの豊浦浜（山田浜とも言われる）に沿った小高い丘の上に広がっていた．共生園の下の国道をはさんで現在南知多病院の駐車場となっている海よりの場所にもかつて病棟があり，その真下から「絶景の山田の浜にたたずめば画筆もてざるこの身もどかし」（KY生）と歌われた穏やかな波の打ち寄せる砂浜が続き，その先にはなだらかな渥美半島がのぞまれる．ここではそこでの特色ある生活の一端を紹介しておきたい．

朝の「おつとめ」

自然に恵まれた共生園における生活を特色づけるものとしては，まず毎朝母屋で行われていた「共生のつとめ」をあげることができる．これは共生の精神にもとづき患者と職員が母屋の仏間（八畳と六畳の間を一つにした部屋）に集まり，院長の田中義邦が仏壇の前で，教典を詠唱し，浄土宗の宗教歌である「月影の歌」を歌い，講話をして最後に称名を唱えて終る行事である．

しかし，この会への参加は一応すすめられてはいたものの，あくまで患者の意志に委ねられていた．実際『青空』では比較的この日課に熱心だったと思われる「早坂不生」が「私にはこの『おつとめ』を毎朝することが中々難しい．といってお参りしなかった時の間の抜けた様な感じは何とも云ひ様がない気持ちである」と述べていたり，礼拝が行われていたにもかかわらず雑談にふけっている者もいたことなど，さまざまな患者がいたことが伝えられている．あるいはなかには「都城夫」（筆名）の随筆「神への叛逆」のように「運命の神は時々，途方もない悪戯をする．その悪戯にもてあそばれゐる人間が感謝を捧げてゐる．何と馬鹿らしい事だ」といった宗教に反発する主張さえ見受けられる．

すなわち共生園はその入所規定で「本園はともいきの精神に則つて創立せしものなれば入園者は総て本園の趣旨にともいき精神を以て第一義とせられたし」としているが，実際には神父が訪れてクリスマス会が開かれ，さらに朝の「おつとめ」にキリスト教徒が参加して司会を行うなど，その気風には宗派にとらわれない大らかさが感じられる．

座談会

仏教行事の他に南知多療養所および共生園での生活を特色づけるものとしては直接仏教とは関わりのない「座談会」があった．これはもともと南知多療養所で毎月主に第一，第三日曜に行われていた所長と患者を交えての寄り合いで，その始まりは定かではないが，南知多療養所が開設された翌 1932 年（昭 7）4 月の『青空』にはすでに「よく先生の宅には夜座談会が開かれて一同が招かれる．宗教講話に趣味の交換会，余興，マージャンの集まり，療養に関する質疑應答等がある」との記事があり，早くからそれが打ち解けた自由な雰囲気のなかで行われていたことがわかる．

この座談会に関しては，共生園でも作業に対する体験や施設に対する希望，抱負などを交換しようではないかとの考えから，最初の会合が 1935 年（昭 10）8 月 17 日夕刻に行われた．その際，院長からは共生園拡張の際に村民の無理解からくる障害があったこと，それに対して一歩一歩着実に進んできた苦心談などが披露され，終始和やかな会合となり，今後も継続していきたいとの希望が出された，とのことであった．

俳句会など

患者を中心とした会合としては，園長の田中いとの熱心な働きかけによる俳句会や短歌会などの例会が毎月催されていた．これも療養所，共生園を問わず誰もが自由に参加できたが，『青空』を読むとたとえば「青池世々子」の「平凡な豊浦日記」のように，それらの参加を契機とし，見知らぬ患者同士の交流が生まれ，俳句や短歌を作ることの喜びに触れた体験をいくつも見出すことができる．俳句会や短歌会は創作活動であると同時にかけがえのない患者同士の出会いの場でもあった．

演芸会など

座談会，俳句会と並んで共生園での生活を象徴していたのが作業による収益金をもとに患者によって開催されていた演芸会などの慰安行事であろう．共生園で最初に共生園演芸部主催，南知多療養所後援による納涼演芸大会が催されたのは 1934 年夏のことであるが，この大会は大変好評を博し，1935 年の演芸大会は芝居，寸劇，踊りなど 20 余幕に達し，軽快者の熱演に療養所の患者はもとより参加した近郷の住民も大いに盛り上がった．この会の意義について「ニュース」は「この納涼大会は患者慰安はもとより，嘗ては療養所設置に相當根強く反對した村民が共生園に於ける養鶏養兎養羊園藝等の作業に理解を持って提携し或は後援してもらえるまでに進展するに大いに効果のあったことはまことにめでたし，めでたし」として演芸大会が地域との交流が生まれる契機となったことを伝えている．

なお共生園関係の年間行事としてはこの他にも，仮装模擬店や大演芸会を2日にわたって行った「慰安會」や同じく2日にわたる「新年演芸大會」などがあり，お仕着せでない患者有志の活動として当時の共生園の活気に満ちた開放的な生活を知るうえでも欠くことができない．1937年1月の「新年演芸大會」では田中義邦が長唄を，「田中千恵子」が三弦を弾いており，1938年6月の「慰安會」の記事では「われらの園長千恵子女史も此の日ばかりはリーダーでみつまめ屋のサーヴィスガール宜ろしく，轉手古舞ひで奇々怪々のサーヴィスぶり」とそのにぎわいを伝えている．

共済会

共生園の開設と共に完成した第5・6寮舎の運営に関しては「各部屋より委員一名選出せしめ，自治制となす」との記事が『青空』(1933) にある．ここでの「自治制」がどの程度まで患者の自主性を認めていたのか，この文章だけでは判然としないが，少なくとも他の病院ではあまり例をみない共生園ならではの制度だったのではないかと思われる．1936年の『青空』5月号の医師石谷の「南知多結核村に就いて」には「患者自治の方針の下に，共済會を経営せしめ，船その他の娯楽器具を管理せしめてをり，共生園の役員も亦患者中より選出してゐる」とあり，さまざまな場面で患者が共生園の運営に関わっていたことがわかる．ここにも後の傷痍軍人療養所などとは異なる共生思想の及ぼした影響をかいまみることができる．

以上をみると，田中夫妻がその施設の設立理念とした共生思想は単なる書物のうえのこととしてあるより，むしろ実際の療養所の患者の生活のなかにさまざまな活動を通して生き生きと具体化されていたことがわかる．その理由については院長夫妻の人柄もあるであろうが，他の施設ではあまり類をみない，誰もが同人として自由に立場を超えて発言し，参加できた文芸誌の役割も大きかったと思われる．

では次にいよいよ共生園での一方の生活の中心をなしていた作業療養についてみていきたい．

作業療養

南知多療養所では安静以外の時間は自由に海岸を散歩し，俳句や短歌に親しみ，あるいは読書をするなど各自が思い思いの慰安の時を過ごしていた．そしてそこで無熱が続き，体重も増え，結核の症状も軽快すると共生園に移り，医師の指導監督のもとに散歩に始まり，庭掃除・草取り，さらにペンキ塗りなどの適当な運動を行わせ，運動量を増やす指導方針がとられていた．しかし長時間にわたる運動を課することについては，しだいに患者の意欲を考えて，多少なりとも収益を考慮した適切なる作業が求められるようになった．

作業療養の目的と対象者

共生園における作業療養の意義を正しく理解しようとするなら，まずその目的をおさえておく必要がある．共生園が誕生した経緯は最初に述べたように南知多療養所の入院希望者が増え，軽快者は退院を迫られたが，実際には再発の恐れがあるためすぐには仕事に就くことのできない者が多く，田中義邦らが療養所内に無料入所させたことから始まった．開設当時には山の上に 2 つの病舎ができ，1933 年（昭 8）1 月 7 日に 26 名の男子が入寮し，共生園での生活が始まった．

この共生園設立の意義について，医師の立場から述べたものとして青木利善による「内務省産業療養村と吾が南知多共生園」(1935) がある．青木はそのなかで共生園が必要とされた理由について「今の療養所組織ではとても社会生活に順應して行けるだけの身体ができるまで長年月収容することができない．でき得たと仮定しても一度結核に見舞われた身体は元の生活を元のままに繰返すことは不可能である．不可能な身体を持つて再び日常生活を初めまた再發又入所と繰返しゐては今までの療養生活は全く無駄になつたと云わねばならない．そうしたことを考えたとき肺結核患者の快復者（原文のまま）には快復者のみに適する収容所が必要となってくるわけである」と述べ，結核は完全には治らない疾患であるとして，軽快者専門の施設が必要なことを説き，将来の結核村建設が語られている．

また同じく医師の石谷宏は「南知多結核村の建設に就て」(1936) と題して具体的に結核村という言葉を用いて，青木と同じく結核は完全治癒は困難であるとの前提に立ち，さらにその論を一歩進めて「全快せる者は實社會に出ても差支えない．けれども再発の虞あるもの，充分な働きをなし得ない人々のためには，結核村自体を一つの社會として此処に生活の道を講ぜしむることが，患者自身のためにも，亦健康人の社會からも望ましいことでなければならない．結核患者が妻子を抱えて生活苦と疾病に喘ぎつつ實社會に血みどろの苦闘をなすさまは悲惨の極みである」との認識に立ち，当時着々と建設が進められていた結核村の実現に向けて，具体的に結核患者に適した作業の条件，報酬の件，長期にわたって事業を維持するための財源の問題などについて論じている．

すなわち共生園における作業療養はそのような結核村構想と深く結びつき，計画実施されたところにその最大の特色がみられる．石谷が同じ論文で，軽快者に望ましい職業の条件としてあげている，①過激な労働を必要としない，②衛生上有害でないもの，③収益性のあるもの，④生産品の市場性の高いもの，という4項目にはそのような結核村構想を基盤とした作業の位置づけをみてとることができる．

作業種目とその状況

共生園における作業は，療養と共に生活と深く結びつきながら，その姿をととのえていったが，1935年7月の『青空』には共生園での作業について「養鶏部，竹工部，養兎部，養蜂部，園芸部，理髪部，写真部，仕立部，付添部，養魚部，洗濯部，出版部」と12種類の作業部名があがっている．これが記録されている限りでは最多に属するが，現南知多病院長の田中誠によれば，共生園の作業は共生園があらかじめ用意するより，むしろ患者のなかでその技術をもつ者が中心となって発展をとげたとのことであり，上記の作業の多様さは，とりも直さず入所した患者の職業の多彩さを物語っているとも言えよう．

しかしそれらの作業のなかでも特に活況を呈していたのは養鶏であり，田中義邦も喜多村修著『結核療養と養鶏』(1940) に序文を寄せ「共生園養鶏部は，君（喜多村：筆者注）の指導宜しき得，目下成鶏800羽，育成中のもの600羽を収容し，鶏卵は入所患者250名にては到底消費されず，多量に地方に卸賣して居る現状であります」と養鶏作業を高く評価していた．だが，養鶏に代表される作業が患者に与えたものは決して日々生み落とされる玉子だけでは無かった．

養鶏事業の発展とその意義

共生園における養鶏の始まりについては「伊藤木川」が「鶏園漫想」(1935) で興味深い話を伝えている．それによると伊藤木川は南知多療養所から共生園に移った後，掃除，草取り，ペンキ塗りの手伝いなどの作業療養をしているうちに数時間の労働にも耐えるまでに回復をみた．伊藤は以前，最初に結核に罹患した時，田舎に帰って農業の手伝いや鶏の世話をしているうちに自然と結核の症状が消失し，都会に出て働くと再発した経験をしていたことから，結核は田園において自然を相手にして暮らせばある程度は回復することを実感した．しかし，完全なる回復を得るにはさらにもう一歩進んだ労働が必要と考え，永続し，衛生的で採算のとれる職業を探し求めていた．たまたま知人の紹介で中山式養鶏所を視察し，興味を覚えて数名の同志と共に養鶏について小さな試育場を設けて調査研究を行った．さらに1934年（昭9）にはたまたま療養所に入院していた養鶏の専門家であった喜多村修の指導によって，共生園に大養鶏舎と鶏の餌となる夏菜を栽培する数百坪の畑が完成した．そして鶏舎は千近い雛の喧噪に満たされるようになり，やがて卵が得られるようになってから養鶏部の活動は，その雛のように一段と活発さを増した．

同じ著者の「鶏園漫想」(1935) はその楽しさを「いくら睡くとも自分の手塩を掛けて育てた可愛い鶏達の元気のいい叫び聲を聞けば–ひもじいだろう一時も早く餌をやらなければ–ととび起きて作業服に着かえてしまいます」と伝えている．そして得られた卵は療養所の需要を満たし，さらに町の集卵場へと部員の自転車で運ばれたとのことである．こうして養鶏事業は先の田中義邦の言葉にあるように事業として大きく発展をみるとともに，それにたずさわる患者には働く喜びを与えつつ盛んに行われるようになった．

『青空』と作業療養のその後

文芸誌『青空』と作業療養はいずれも共生園という特色ある軽快者保養所を支える2本の柱とも言える存在で，その行方は共生園という組織のあり方と深く関わっていた．ここでは両者のその後をたどり，作業療法とそれをとりまく環境がいかにその消長に大きな影響を及ぼしたかについて考えてみたい．

『青空』の廃刊と復刊

共生園の作業療養は1935年頃からしだいに軌道に乗り，盛んになっていったが，その頃よりしだいに時代は戦時の色を濃くしていった．『青空』の1937年（昭12）11月号は「編輯私語」で初めて当時の日中戦争の動向に触れ「支那事變も上海戦線の大捷で先づ先づ，この郷土豊濱町の東浦に面する豊浦でも華々しい旗行列行進が行はれた．私達も皇軍の武運長久を祈った」と南知多の先端に近い療養所の地にも時代の波が確実に押し寄せていたことを伝えている．そしてほぼこの時を境に『青空』からは結核療養に関する解説や宗教講話あるいは院内の出来事や作業についての記事は，ほとんど登場しなくなる．それと入れ替わるかのように日中戦争に関わる詩，たとえば「南京攻略前後」(1938) や結核患者の断種に賛意を表した吉野櫻の「民族百年の長計―厚生省に望む―」といった戦争や優性思想を支持する論調が時折みられるようになった．1938年1月の『青空』の「編輯後記」では「原稿の集りが甚だ少ない．みんな時局多端の折柄それどころではないとでも思つてゐるのだらうか．特に當療養所の皆様奮つて御投稿下さい．言論統制がきびしいから書けないつて？うそ言ひなさい」(1938) との言葉が残されており，当時の『青空』の置かれていた多難な状況がうかがわれる．

しかし，現在ではその後の『青空』の論調や活動の詳しい状況は1938年（昭13）9月号以降はわずかに1939年（昭14）7月号と1942年（昭17）の戦中最後となった5月・6月合併号（最終号）が残されているのみではっきりと知ることはできない．その空白の間の1941年12月，太平洋戦争の勃発とともに国では「言論出版集会結社等臨時取締法」が成立し，厳しい言論統制がしかれるようになった．そしてその後でようやく残された最終号において突然の「廃刊の辞」を，「田中千恵子」はつぎのような言葉で終えている．

「わが青空が僚友諸氏の友となり療養に趣味にさゝやかな，はげましと慰安の機関としてその責を果たして來たことを私の小さなよろこびとしてゐます．ここに廃刊の挨拶を綴るに際し，みなさんの一日も早く再起されん事を祈ると共に，青空に寄せられました御援助を感謝致します．最後に大東亜戦争の目的完遂を祈念して廃刊の辞とします」（下線筆者）．

この出来事はある程度いつかは来るものとして編集者には予測はされていたようであるが，あまりに急で予告もできず，表紙にも何も記されず，それに関する記事は「廃刊の辞」と「編輯私語」のみという寂しいものであった．

なおこの廃刊の事情については1956年（昭31）7月号の座談会「復刊当時の思いで」のなかで「資材の入手が困難になったり，言論の抑圧などがあって」と語られているが，このことは逆に言えば『青空』が最後まで患者の自由な発表の場であり続けたことを暗示しているともみることができよう．そしてその廃刊はおそらく共生園全体を包んでいた自由でおおらかな生活に何らかの影を投げかけるものであったことは想像に難くない．

作業療養の終焉

共生園の作業療養の動向について現存している『青空』が最後に伝えているのは，1937年12月号の瀧木保美の随筆「晩秋思抄」であろう．そこにはただ「生きものを飼ふのは難しいが，それだけに又楽しさもあるものだ．この春育てた雛がもう一ぱしの鶏になってボツボツ玉子を生み始めた．玉子から人工孵化したばかりの可愛いのが五六百も保温器の下にうずくまつて鳴いてゐたのもつい昨日のやうに思われる」と伝えた後で最後に「夕べにでもなれば，もう木枯に似た寒い風が吹きつける．野の小鳥達はどこか温かいところに蒔を持つてゐるだろうが，夕方の冷えた風の野面を翔て行くのを目にすると，哀れにも可憐になる．病む自分達の為にも小鳥達のためにも，この冬が暖かい冬であつてくれる様にとひそかに願つてゐる」と共生園での生活を喜びと不安を交えながら綴っている．

したがって作業療養の終戦前後の動きを『青空』で知ることことはできないが，『創立50周年記念誌』をひもとくと，療養所自体は1937年に傷痍軍人の治療を委託され，1938年には田中義邦が宮内省より金一封（1950年まで8回）を下賜され，さらに1939年には紺綬褒章を授与されるなど社会的にもその業績が認められ，1941年2月には「入所希望者多数のため病舎（外気）建設相つぐ（療養者400余名）」との記事がみられる．しかし，1944年12月の項には「統制令のため食料，医薬品など不足，困難期に入る」とあり，翌1945年8月の項は「終戦の混乱により入所者数名となる」と伝えている．おそらくこの頃をもって南知多共生園の作業療養はその継続を絶たれたものと考えられる．

ただし一部ではその再開も試みられたようで，田中いとの働きかけもあって1949年（昭24）には閉じていた売店がようやく再開されたりもした．しかしその時すでに結核は化学療法の普及と社会環境の改善などにより，かつての脅威は遠のき，南知多療養所の作業療養はついに再開されることはなかった．そして1957年（昭32）には結核病棟の多くは精神神経科病棟に転換され，南知多療養所の名前も南知多病院と改称され，現在に至っている．

共生園における作業療養の果たした役割

共生園における作業療養の歴史は共生園が設立された1933年（昭8）1月1日にその本格的な開始をみたが，終戦とともにその日の食料にも困るようになり，患者や職員はしだいに減り，療養所の作業療養を含む治療活動は停止を余儀なくされた．いわば巨大な生活上の変化が，何もかも一気に押し流してしまった感がある．

しかし，共生園の作業療養がそこでついに再建されることなく，途絶えてしまった背景についてはなお検討の余地があると思われる．たとえば戦後の結核事情を考えると化学療法が広く用いられるようになったのは1952年頃からであるが，それまでの間は少なくとも作業療法についての関心も必要性も高かった．結核治療の戦後の中心であった東京病院長の砂原茂一による

『肺結核歩行作業療法の實際』は1952年の出版であり，作業療法の後保護における重要性を指摘した同じく東京病院の植村敏彦による『肺結核のアフターケア』は1955年になって出版され，同病院における作業療法はその10年余り後の1966年の外気小屋撤去までその命脈を保ち続けた．さらに，戦後療養所の復興が始まり，いったんは戦前の活気を取り戻した状況や戦時中の廃刊を乗り越えて1951年に『青空』が復刊されていることを考えれば，作業療養が最後まで再開されなかった理由はただ単に終戦によって生じた一時的な入院患者の減少ということだけでは説明がつきにくい．

このことについて，終戦後の療養所の状況をみてきた田中徹は「入院患者の思想的変化もあり，作業療法が即金銭的な受け取られ方をしはじめ，その対応を如何にすべきか病院の将来像についても苦慮することが多かった」(1981) と述べ，作業療養の途絶えた理由の一つとして患者の思想的変化をあげている．田中いとも当時を回想して「昭和22年頃になってようやく医師，看護婦，医薬品がそろってきた．再び患者達が入所するようになった．しかし，世の風潮は全てがアメリカナイズされ，戦前の精神的なものは影をひそめ，治療にも患者職員の生活にも合理性というものが重視されるようになった」と述べ，戦後における療養所の雰囲気が大きく変化したことを示唆している．ただ，この点においても他の国立療養所においては戦時中から続いていた作業療法が終戦直後の混乱で，しばらくはその機能を失った時期があったにもかかわらず，2〜3年後には再び各地で行われるようになったことを考えると，作業療養の再開を阻むその思想的変化が南知多療養所・共生園にのみ生じたとは考えにくい．あるいは特にその思想的変化に馴染まない要素が南知多療養所・共生園には存在していたということであろうか．

以上のことを勘案する時，作業療養途絶の要因として浮かび上がってくるのは共生園における作業療養の基本理念である「結核村」構想の当時における必要とその後における限界であろう．すなわち南知多療養所を出発点とする結核村構想は「一度結核に見舞われた身体は元の生活を元のままに繰返すことは不可能である」（青木）という戦前の結核認識を前提に「再発の虞あるもの，充分な働きをなし得ない人々のためには，結核村自体を一つの社會として此処に生活の道を講ぜしむることが，患者自身のためにも，亦健康人の社會からも望ましいことでなければならない」（石谷）とする思想から生まれたものであり，そのため作業療養の内容も養鶏に代表されるように収益性と市場性を重視したものとなっていた．すなわち共生園における作業は退院を前提とした就労のための職業補導としてより，患者の生活の場（今でいう保護雇用）としての「結核村」を支え，発展させる役割を担っていたとみることができる．

しかし，そのような結核患者のみを対象とした「結核村」の理念が，当時の結核医療の限界あるいは結核患者の就労における社会的保護がほとんど存在しなかった戦前において一定の医学的必要と社会的意義をもちえたとしても，戦後の個人中心の思潮と，結核治療の短期化による一般就労への流れと必ずしも一致しない面があったことは否定できない．またあまりに規模が拡大し，専門的になりすぎた養鶏事業が戦後の変化に適応できる柔軟性を欠いたものになっていたことも途絶の理由してあげられよう．そのような条件が重なって生じた南知多共生園における作業療養の変遷は，後に述べるように国立療養所における戦後の作業療法が社会復帰を目的とする就労準備としての役割によって，その命脈を長く保ち続けたのと対照的であった．

だがたとえそうだとしても，南知多共生園は戦前のどこにも行き場のなかった時代の貧しい結核患者にとって，確かな拠り所としてかけがえのない

*6 田中いと（1902年2月9日生まれ）は1947年4月30日に行われた戦後初の県議会選挙に知多郡（定員5名）より立候補し，全県で唯一の女性議員として2位で当選して以来，県議会議員を7期つとめ，1982年3月8日逝去．県議会での活動は漁業問題，災害問題，障害者福祉，教育問題など多岐にわたり晩年は副議長もつとめた．なお田中義邦は1896年3月25日生まれ，1978年1月逝去．現在南知多病院の玄関前に二人の胸像が病院を見守るように並んで建てられている．

使命を果たしたことは疑いえない.

田中いとは後年「南知多共生園時代は，貧しかったが皆生き生きとしており，夫義邦の最も充実した医師としての活動期でもあり，楽しい思い出が多い」(1981) と昔を偲んでいるが，その時代が再び訪れることはついになかった*6.

第7章　村松晴嵐荘の組織的作業療法
―隔離・予防から実生活復帰へ

1934年（昭9），東北地方は冷害・大凶作に見舞われ，秋から冬にかけて娘の身売り，欠食児童，行き倒れ，自殺などが続出し，一方国内の景気は戦争の拡大による軍需景気にわき，増築する工場が相次ぎ，熟練工は各地でひっぱりだこのありさまであった.

その同じ年の冬の，とある寒い日，二人の40前後の男が上野駅から常磐線に乗り，北へ向かった．列車は水戸駅を過ぎ，やがて石神という林のなかの小さな駅についた．そこから二人は歩き始めたが，沿道には町らしい家並もなく，畑がえんえんと続いていた．そして5キロ程歩いたところでようやく大きな寺と神社のある場所につき，そこの旅館で食事をとることができた．旅館の外はすぐに砂浜が続き，すこし歩くと小さな入り江をひかえた，まばらな松林と砂浜が広がる荒涼とした場所に出た．そこで一人のやや若い身体のがっしりとした男がもう一方の背の高い身なりのきちんとした紳士風の男に，そのあたりに立つ予定の結核療養所の説明を熱心に始めた．その場所は水戸市の東北約15キロにある茨城県那珂郡村松村（現東海村），説明をしている男の名は後に傷痍軍人療養所建設に中心的役割を果たした内務技師濱野規矩雄（当時37歳），同行したのは当時の結核病学の第一人者であり，後に東京大学教授となった東京市療養所医員岡治道（当時43歳）であった．そしてそれからほぼ1年後にその場所に姿を現した施設こそ，後にわが国初の国立結核療養所となった日本結核予防協会所属の村松晴嵐荘であった.

ここではこの村松晴嵐荘設立に至る社会的背景と，そこにおける作業療法を含む新たな試み，そしてその試みが一つのきっかけとなって生じた事件とその後の波紋あるいはそれによって引き起こされた結核作業療法における新たな展開についてみていきたい．

結核による除役軍人問題と村松晴嵐荘の創設

村松晴嵐荘の創立の背景となったのは，1936年（昭６）の満州事変以降，増え続けた結核による除役軍人の問題であった．政府は従来「公務基因者の陸海軍下士官兵服務免除者収療の件」(1921) によって公務によって傷痍軍人となった者に対してのみ認めていた結核治療を，公務によらない除役者にも適応できるように「結核に依る服役免除者を日本赤十字社に於て診療の件」(1930) によって官費での治療を認めることとした．しかしその受け皿として想定された日本赤十字社の結核病院の病床数は1931年（昭６）から1935年（昭10）までの５年間をみても，1931年：病院数２，病床数：106床が1935年に病院数：5，病床数：381床になったに過ぎなかった．病床数の不足は誰の目にも明らかであり，それを解決する国立結核療養所の設置が急がれたが，それを裏付ける「国立結核療養所官制」が定められたのは，ようやく1937年（昭12）６月23日のことであった．それまでの間，濱野が試みたのは半官半民の財団法人，日本結核予防協会でひとまず結核療養所を民間の資金を得て設置し，後に制度が整い予算がついてからそれを国有化しようとする苦肉の策であった．

村松晴嵐荘の設立とその使命

作業療法導入の舞台となった村松晴嵐荘は最初，国立ではなく，日本結核予防協会附属の結核療養所として1935年（昭10）10月17日に茨城県那珂郡村松村（現東海村）に開設された．

開設当初の規模は敷地面積 62,465m²，病床数 50 であり，最初に入所した 26 名の患者は全員軍人出身者であった．これは「村松晴嵐荘規程」第1条に「本荘は軽症結核患者を収容して治療を施すと同時に養療上の知識を与え健康の恢復に伴いて作業療養をなさしめ将来の生業を指導す．本荘に収容する患者は主として陸海軍の軍人中より結核により除役せられたる者とす」（下線筆者）とあるがためであった．では，この画期的とも言える施設に託された使命とはいかなるものであったのだろうか．

予防協会時代の「村松晴嵐荘概要」には，最初の国立療養所となることを予定されていた村松晴嵐荘に託された期待の大きさをうかがわせる「本荘の使命」が掲げられている．その内容は村松晴嵐荘という新たな施設設立の意義を知るための多くの手がかりを与えてくれる．

「模範的療養所でありたい」

村松晴嵐荘は特に除役軍人のための施設である．これをもって「本荘の使命」は「本荘に入る者は軍隊精神の体得者であるから，療養訓練に於いても必ず優秀な成績を挙げるに相違ない」と民間人が収容されている従来の公的療養所に対する除役軍人施設の利点をあげ，大きな期待を寄せている．

「特色ある療養所でありたい」

特色とは具体的に「清浄なる外気中に於て成るべく作業療法を重んじたい」との治療方針を指す．当時の結核は決定的な治療法がなく，基本はあくまで大気・安静・栄養療法であった．村松晴嵐荘ではこの大気療法を基本にさらに作業療法をとり入れ，退所後の生活により近い療養生活を送ることによって，退所を円滑に進めることを目指していた．

「軍人結核療養施設の好標本でありたい」

村松晴嵐荘概要には「将来本荘の如き施設は他にも建設されるに至ることと思ふ．本荘は此の種施設の先駆をなすものであるから，最も優秀なる成績を挙ぐる責任がある」とある．先にみたように日中戦争の進展にともない軍人援護事業は急速に組織化され，1938 年 12 月の千葉療養所をかわきりに，

1939年末には第1次計画分として21施設の完成をみた．村松晴嵐荘はそれに続く療養所のモデルとしての役割を期待されていた．

「結核予防の精髄を発揮したい」

村松晴嵐荘は除役軍人を主な対象者としていた．しかし，当時結核は国民全体の問題であり，その解決なしに除役結核軍人問題の解決がありえないことは明らかであった．「使命」のなかでも「本荘に入った者が良く治癒し，よく働き，家に帰ってはよく予防に努め，感染防止と発病杜絶の実績を示すに於ては，世間の結核予防思想は油然と湧き，予防施設は大いに興り，予防生活の実行は盛んに行われることになろう」と述べられ，いかに村松晴嵐荘が結核予防運動において大きな期待をもって迎えられたかを読みとることができる．しかしこれはまた村松晴嵐荘の作業療法が当初は十分に評価されていなかったことの一因ともなった．

特色

先に村松晴嵐荘の「使命」をみたが，それと関連して他の療養所にほとんど類をみないものとして外気小屋と作業療法の存在をあげることができる．いずれも内務技師濱野が1930年（昭5）5月から1932年（昭7）8月まで，国際連盟の交換留学生として派遣された英国の結核療養所で実地に見聞し，その治療方針と環境に多大の感銘を受け，新たな療養所建設を機にわが国で初めて本格的に導入したものであった．

外気小屋

村松晴嵐荘をそれまでの結核療養所とその外見において，著しく異なる点をあげるとすれば，その外気小屋の多さではないだろうか．創立当初に村松晴嵐荘に関わった東京市療養所の岡治道も「外気小屋の多いのに一驚した」と記している．外気小屋とは濱野による「スリーピング・シェルター」の訳で，安静・栄養療法とともに当時の結核治療の基本をなす大気療法の徹底を

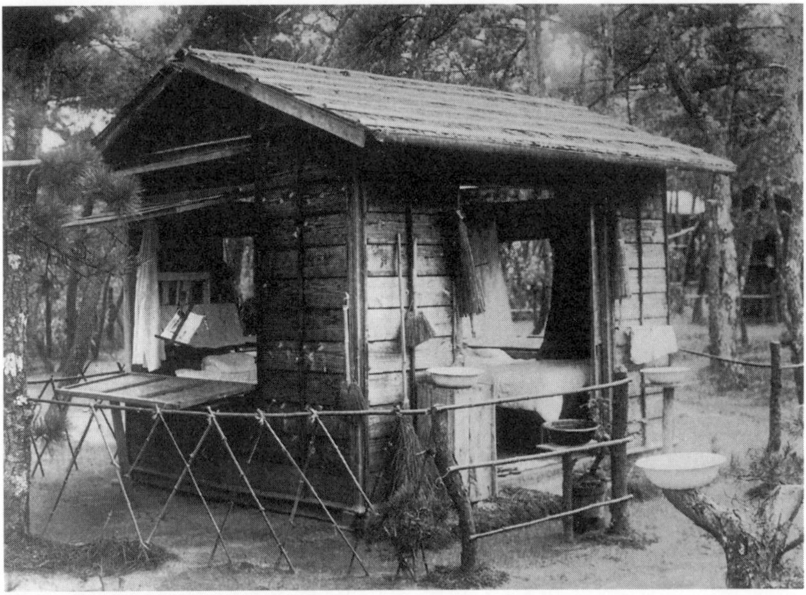

図２　村松晴嵐荘外気小屋の外観（二人用）．元晴嵐荘入所者の金平浩氏（1920 年：大正 9 年生まれ，1939 年：昭和 14 年，晴嵐荘入所）所蔵

目的とし，窓は常に開放を基本とし夜間も湯たんぽなどで寒さをしのいだ．その外形は 2 人用で間口 3 m，奥行 2.4 m，天井 2.1 m で，彼によれば英国のどのサナトリウムでもみられ「簡易な病床増加であると共に社会へ，家庭へ，よき結核予防教育を示すものである」と位置づけられている（図 2）．

村松晴嵐荘では患者は入所すると，医師の検査，診断の後，まず宿舎（病棟）で過ごし，しばらく経過を見て排菌が止まり，身のまわりの用を足せるようになれば外気小屋に移ることになっていた．

作業療法

外気小屋とならんで村松晴嵐荘を特色づけるものは作業療法の本格的な導

入である．結核の治療において軽症者に作業を課す作業療法自体はすでに 1933 年に東京市療養所などでも試みられていたが，村松晴嵐荘ではこの作業療法が最初から計画的に導入された．この作業療法も濱野が「職業療法（Occupational Treatment）は，英国の何れの結核療養所に行つても，直ちに見ることが出来るが，此日の如く結核予防に著しく効果を挙げ，患者の素質の向上は療養所のみならず結核病院に於ても，亦結核予防相談所に於ても，これを上手に応用して，患者を指導しておる」として積極的にとり入れたものである．

その様子を 1937 年度の作業種目と参加人数においてみると，屋外作業として養鶏 4 名，養兎（アンゴラ種）3 名，農園および園芸 10 名の計 17 名であり，屋内作業としては木工，ミシンの名があがっている．おそらくその内容は英国で濱野がみてきたのと同じく養兎にアンゴラ種が用いられていることなどから，彼の地のスタイルをそのまま移し入れたものと思われる．しかし，まずはともあれ英国に範をとりながら，わが国おける本格的な結核作業療法はその最初の一歩を踏み出すこととなった．

外気小屋事件

村松晴嵐荘は以上のように当時としては画期的とも言える試みに取り組んでいた．ところがその象徴とも言える外気小屋において，荘だけでなくそれに続く傷痍軍人療養所の治療および指導方針を大きく左右することとなった，国立療養所における「最初の大きな事件」である「外気小屋事件」が移管後 2 年をまたずして生じた．ここではこの事件の概要を示し，その問題解決の途をさぐるなかで，作業療法が大きな期待と役割を担い，整備されていった経過をたどっていきたい．

経過

最も詳しい『国立療養所史・結核編』の中村健治「晴嵐荘の乱闘事件の思い出」によれば，事件は1939年月3月20日，かねて札付きの一患者が些細なことで看護婦を殴打したことから始まった．これにはさすがに我慢強い看護婦達も騒ぎ出し，皆辞めたいと言い出した．西野荘長は熟慮の末，暴力を振るった患者に退所を命じ，職員が郷里までの切符と小遣いを与えて水戸駅から発車を見届けたが，彼らは帰途の途中で外気小屋の仲間に電話をかけ，騙されて退所させられたと訴えた．このことから20名近くの外気患者が木刀などを手に本館に押し寄せた．急報によって村にただ一人の駐在がかけつけ，もみ合いになったが多勢の前ではなす術もなく，また事務の安藤書記は木刀で叩かれ指に怪我を負った．ついには暴徒は運転手を脅し足立医官も車に押し込んで，車に分乗して憲兵隊に自首すると称して水戸方面に走り去った．しかし間もなく駆けつけた所轄の菅谷署の車によって追いつかれ，署に連行され留置された．ところが事件を知った内務省や陸海軍関係の意向から，戦時下の傷痍軍人の処遇上，留置するのは適当でないとの理由で，警察署長に対して即刻留置人を村松晴嵐荘に引き取らせよとの命令が下った．荘ではそれでは職員の心情も治まらず，患者対策上も困るということで随分交渉もしたが応じてもらえず，やむなく患者を引き取ることになった．

影響

外気小屋事件はさまざまな波紋を村松晴嵐荘という施設とそのあり方全体に投げかけた．たとえば，荘の運営面では何人かの雇用人から辞職願いが出され，ついに西野荘長の辞任と木村猛明への荘長交代という事態が生じた．厚生省がこの事件をどのように受けとめていたかについては直接の資料がないため知ることはできないが，技師が事情聴取のために派遣され，また濱野技師や勝俣課長が訪れて職員一同にねぎらいの言葉と金5円ずつの見舞金を渡すなど，その処理は不祥事を起こした者に対するより，功労に対するようであり，荘長を辞任した西野重孝が後に皇室医務主幹（宮内庁病院長）という重職についていることをみても厚生省が事件を内密にし，一刻も早く事件の収拾を図ろうとした姿勢がうかがわれる．『昭和十三年度晴嵐荘事業成績』の日誌にはただ，「三月三十日，勝又課長来荘」とのみ記されている．しかし，より重要なことはその後の療養所の模範となるべき療養体制をどのように再建するかということであり，そのなかに作業療法の問題が大きく浮び上がってくることとなった．

外気小屋事件と木村猛明の「組織的治療法」

1939年5月26日，第2代荘長に就任した木村猛明の最大の課題は，事件のきっかけとなった荘内の不穏な状況をいかに収拾し，療養所本来の機能を回復するか，ということであった．

木村の事件の受けとめ方

木村が外気小屋事件をどのように受けとめていたかについては，事件の特異性もあり定かではない．しかし木村は事件から2年後の1941年に1939年8月以来実施されてきた作業療法の一応のまとめとして『日本臨床結核』に「肺結核恢復期患者（特に傷痍軍人療養所に於ける）の散歩療法及作業療法を根幹とする組織的治療法につきて」（以下「組織的治療法につきて」と略）と題する長文の論文を寄せ，そのなかで「患者に及ぼす精神的影響より見たる重要性」と題した箇所で具体的関連は示していないが，明らかに外気小屋事件に基づいて次のように述べている．少し長くなるが，重要な箇所なので引用する．

「傷痍軍人療養所の在所患者は国民の選良であり，身を棄てて国難に赴いた勇士である．年齢から見て血気未だ定まらず，迷いの多い二十代の青年を主とし，全体的に見て教育程度は高くない．身についた職業を持つ者は少ない．と言った状態である．患者中のおおくが病気其物の醸す精神的異常に加えて，伝統的結核病恐怖の念，前途の生活に対する不安，焦慮に圧倒せられ，病状の一進一退を反復する間に怠惰か，否らずんば自棄放縦の弊に堕らうとする傾きのあるのは誠に当然の道筋と思ふ．この種療養所にたびたび見られる患者の精神的動揺，職員に対する不満，反感，延いては醜い紛争を醸成する最大の原因も此処にある」．

ここでは外気小屋事件を単に一部の不良患者の問題として片づけるのではなく，結核患者全体に関わる深刻な問題として木村が受けとめていたことが読みとれる．木村はそのうえに立って「此際百万言の道学的説諭も患者の切実な内的憂乱を抑へ得るものでなく，又連日に渉る慰問演芸も内に横はる悲哀の情を如何ともし難いのである．私たちの経験によれば実に全療養期間を通じて，特に長期に渉る恢復期に重点を置く，一定の合理的，組織的指導方針による治癒の確信，前途に対する明るい希望こそ患者にとっては無上の精神指導であり，慰藉であると思う」と述べ，当時の結核療養所でしばしば行われていた慰安や精神講話の限界を指摘し，将来の希望をもたらすものとしての彼の「散歩療法及作業療法を根幹とする組織的治療法」，すなわち作業療法をより重視し，それを再編すべきことを提言している．次にその具体的内容をみていきたい．

木村の「組織的治療法」

「組織的治療法につきて」によると，木村は1939年８月，事件から４カ月あまりで新たな作業療法を行ううえでの指針となる「恢復期患者散歩実施方法」と「患者療養指針」を策定し実施に移した．これはその内容の詳細さからすれば異例の早さと言えるが，木村は終戦直後に出版された『肺結核の歩行・作業療法』の序において作業療法に関心をもつに至った動機を述べ，自らが結核患者として３年余りを病床で過ごし，その時の経験から作業療法の必要性を痛感し，たまたま「神の摂理」によって村松晴嵐荘に勤める機会を得たとしている．これは彼がすでに村松晴嵐荘に勤務する以前に，すでに作業療法の重要性を認めていたことを意味している．すなわち木村の「組織的治療法」はそのような彼の長年の経験と知識によって世に送り出されたことに，私たちはまず注意を払う必要がある．

この木村の「組織的治療法」は大きく，①回復初期の「散歩漸増療法」(散歩療法)，②回復が進む段階で組織的作業によってしだいに通常生活にまで復帰させることを目的とした作業療法，③回復後の生活の便を図るための職業教育（実生活復帰準備作業)，に分けられる．「肺結核恢復期の組織的治療法」とはこれらの散歩療法に始まり，実生活復帰に終わる一連の療法の組織化に他ならない．以下これらの療法の内容を順次みていきたい．

散歩療法

西野時代に無かったものとして散歩療法があげられる．西野時代には散歩は入浴と並んで許可（指示でなく）を受け，特に時間の制約の他には制限はなかった．これに対し木村の「散歩療法及作業療法」においては，散歩と作業は治療手段の一部と位置づけられ，その段階は細分化され，その進め方はあたかも梯子を一段ごとに踏みしめて登る感がある．これは木村が結核治療について「結核療病の重大時期は恢復期にあり」と述べているその時期に，刺激（この場合散歩あるいは作業）の量を過度にならず，また過小にならないように適当に配合することによって「治癒機能，抗病作用は促進せられ，病原の作用と治癒機能との平衡状態は次第に後者の勝利に向かって進む」とする刺激理論をその治療理論として採用しているからである．

その内容は「恢復期患者散歩実施方法」によれば100メートル（往復）1回から開始し，3日から7日ごとにその距離と回数を体温を記録しながら増し，疲労感，発熱，喀血などの異常がなければ90日目には午前2,000メートル，午後2,000メートル，これに坂道昇降各2回を加え，無事終了した者は次の作業療法に進むことになっていた．

作業療法

木村の提唱する作業療法において課せられる作業は，大きく分けて，軽作業，中等度作業，実生活復帰準備作業の3段階となっている．このうち軽作業までを刺激療法としての作業療法の第1段階とし，その修了者に課す中等度作業以上を退所後の職業に対する準備，精神的・肉体的鍛錬の意味が加味された作業療法後期と位置づけている．さらにそれぞれの作業は以下のいくつかの段階に分けられている．

[軽作業]

第1度（宿舎内の軽い作業：掃除，図書整理など，期間：1カ月程度）

第2度（宿舎外作業：荘内清掃，耕作手伝い，敷布交換など，期間：2カ月程度）

第3度（樹木施肥，花壇手入れ，荘内清掃，など，期間：2カ月程度）

[中等度作業]

本人の病状および希望を参考に甲組，乙組を選択．

甲組（第3度軽作業に一般農園芸，養豚などを加えたもの，期間：2カ月程度）

乙組（第3度軽作業に養鶏，養兎，裁縫，ミシン，手工芸，木工，竹細工などを加えたもの，期間：2カ月程度）

[実生活復帰準備作業]

中等度作業の終了者は希望によって実生活復帰準備作業を受けることができる．これは内容的には中等度作業の項目とほぼ同じであるが，レントゲン科，事務などを加え，より実社会に近い勤務条件のもとで実践的な訓練を受ける．

職業指導

より専門的な技術を身に付ける必要がある時は，畜産，農園芸，裁縫，ミシン，手工芸，木工，竹細工，レントゲン講習，簿記，珠算などの指導を病院内事務室，レントゲン室，作業部などで見習いとして受けることができ，一部は職員として採用され，あるいは他に就職口を得て退所することとなる[*7].

すなわち，木村の「組織的治療法」は，従来の作業療法に較べて，病状の変化に応じてきめ細かく対応できるようにさまざまな作業を用意し，その終局の目的である実生活復帰を強く意識したものとなっているところに最大の特色がみられる．結核作業療法はここにおいてその社会的性格を鮮明に打ち出すに至ったと言えよう．それは村松晴嵐荘の作業療法のその後においても具体的にみてとることができる．

作業療法の発展

1939年８月，木村は療養指針を策定するに至ったが，それはどのように実践されていったのであろうか．その後の村松晴嵐荘の作業療法を追ってみると，彼の作業療法は疾患の治癒にとどまらず，ひろく患者の社会復帰を目指してその内容を整え，規模を拡大していったことがわかる．

作業種目と規模

村松晴嵐荘で実際に行われていた作業種目の数は『開荘二十周年誌』に掲載されているものが最も多数で，農園芸，事務，時計，研究室業務，エック

[*7]この患者を施設で雇用することは，就労を推進するための苦肉の策であるが，精神科の分野においては，大正年間に府立松沢病院において加藤普佐次郎によって行われていた．

ス線，ラジオ，竹工，養鶏，養牛，花卉，養兎，理髪，機械工作，汽缶，網修理，歯科，薬局，営繕，電気，看護婦実習，医局実習，養豚の22種類があげられている（1955年現在）．しかし，これらすべてが作業療法開始時にそろっていたわけではなく，その大半は木村の荘長就任後のもので，これをその導入の時期によってみると，1940年：養牛，養羊，養緬羊，1941年：竹細工，1942年：花卉，ラジオ受信機修理組立，1943年：機械工作，理髪部，1946年：時計部と特に後半では時代の要求を反映した作業種目の拡張が著しい．

また，従来の農園芸にしてもその規模は拡大を続け，1939年：2反歩だったものがやはり木村が荘長に就任した後の1940年には約2町歩と一挙に10倍となり，その後も1941年：2町8反5畝，1942年：3町3反6畝，1943年：3町5反5畝，1944年：3町8反6畝，1945年：4町3反8畝となっている．

これらはいずれも1939年の外気小屋の乱闘事件以後にみられる顕著な変化であり，木村がいかに事件を教訓として患者の社会復帰に力を注いでいたかをうかがうことができる．

作業療法患者の動向

『二十周年記念誌』をみると村松晴嵐荘において1941年3月から1944年3月の4年間にかけて作業療法を実施した年度ごとの延べ人数は1941年：1,491名，1942年：1,594名，1943年：1,961名，1944年：2,240名，と着実に増加している．またこの作業療法患者延べ人員の増加を患者全体の増加の割合と比較してみると，しだいに作業療法患者の占める割合が増加している．たとえば1942年度は患者数の増加が前年度比12.9%であるのに対して作業療法患者数は6.9%の増加にとどまっていたが，1943年は前年に対する患者数の増加が16.3%であったのに対し，作業療法患者の増加は23.0%に及び，1944年は戦争激化の影響で患者全体の数が前年より11.3%減少したにもかかわらず，作業療法患者の数は逆に14.2%の増加を示し，作業療法が村松晴嵐荘の活動において重きをなしていったことがうかがわれる．

さらに作業区分における変化をみると，1941年から1944年にかけて実生活復帰準備作業の参加者の割合が増大していることは注目に値する．特に1943年度においては実生活復帰準備の作業全体に占める割合は10.6%から22.0%と前年比で2倍の伸びを示している．これは木村が前述のように職業補導作業の充実を図り，就職の斡旋など患者の社会復帰に努力した結果が反映しているものと考えられる．

外気小屋事件を契機とする患者処遇の転換とその背景

村松晴嵐荘の作業療法は皮肉にも結核予防問題解決の妙案として期待されていた外気小屋を舞台とした事件を契機として，治療の補助的役割からはっきりと社会復帰援助活動の中心として位置づけられ，作業種目と規模を拡大し，回復期結核患者の就業問題解決に大きな役割を果たしていくこととなった．しかし，それは作業療法の量的拡大のみを意味するものではなく，私たちはむしろその質的変化あるいは転換に注目しなければならない．

患者処遇における2つの転換

外気小屋事件自体は単なる一部患者の暴力沙汰ではあったが，それによって引き起こされた結果は，疾患中心の結核治療と予防・隔離中心の施設のあり方の転換を強くうながすものとなった．ここでは患者の処遇に関して2つの点について述べておきたい．

疾患中心から患者中心へ

外気小屋事件を経て木村が書き記した「組織的治療法につきて」を読むと，私たちはそれが通常の医学論文とはやや趣を異にしていることに気づかされる．すなわち通常の医学論文であれば疾患の診断と方法と治療成績を示すべきところが，ここでは患者の人間としての不安や苦悩にまず医師のまなざしが向けられ，彼の組織的治療法の必要性が説かれている．

実際，当時の外気小屋生活は入所者が除役軍人ということもあって管理上難しい点もあり，事件はそのような特殊な状況下に起こったが，それを通してあらわになった患者の抱えている深刻な不安の解決こそ木村に課せられた課題であった．木村がその結果たどり着いた結論は，結核医療は結核そのものを対象とするのではなく，結核患者と生活，すなわち病気ではなく病人に関わるということであった．それが「治癒の確信，前途に対する明るい希望」を与えるものとしての「組織的治療法」であり，この基本的な立場の転換によって村松晴嵐荘における治療目的と方法も大きく転換をとげることとなった．すなわちその端的なあらわれが「実生活復帰準備作業」の創設とその推進であった．

隔離・予防から実生活復帰へ

木村に引き継がれる前の「本荘の使命」の最後には「結核予防の精髄を発揮したい」として「今本荘に入った者が良く治癒し，よく働き，家に帰ってはよく予防に努め，感染防止と発病杜絶の実績を示すに於ては，世間の結核予防思想は油然と湧き，予防施設は大いに興り，予防生活の実行は盛に行はれることになろう．かくして日本の結核予防の効果は著しく顕はれるであろう」と述べられ，職業生活を営むことより，まず自らの結核予防とそれを通しての普及が強く期待されている．実際事件前の『十三年度村松晴嵐荘事業成績』における「退荘後の現状調」(1939 年 2 月現在）をみても村松晴嵐荘で行っていた作業を生かして復職したものはほとんどみあたらない．

これに対して，木村の開始した作業療法においては，その最後の過程で実生活復帰準備作業がおかれ，彼によればその意義は「其作業時間は常人の就職労働の前線にも比敵せしめ得る作業療法の終局段階にして之に依りて実生活復帰準備作業従事者は全く処世能力に対する自覚と自信を獲得するを得べし」とあるように単なる予防生活でなく「実生活」すなわち実社会に復帰することが目指され，そこに彼の結核医療の最終目標が置かれている．これは村松晴嵐荘の当初の設立趣旨を超えて，木村が外気小屋事件を通して実地に学んだ貴重な教訓であった．しかし，以上のような転換は偶然に生じたものではなく，その背景にも目を向けなければならない．

転換をもたらした要因と背景

外気小屋事件は確かに作業療法の現実的転換をもたらすきっかけとなったが，この転換にはそれを実現，可能ならしめたさまざまな背景が考えられる．ここではそれを医学的要因と社会的背景の2つの側面からみておきたい．

医学的要因とは作業療法が患者に対して行われる以上，その適応はまず医学的にみても妥当でなければならず，必要とされる条件であり，社会的背景とは医学的にみて可能であっても，その実現に欠かせない社会的環境に関わる十分条件である．

医学的要因

作業療法を拡大し，しかも職業補導という社会復帰の準備段階まで結核療養所で行おうとすれば，そこに適応の問題が生じる．当時の公立療養所は重症者が多く，作業療法に適した患者が少なかったのに対し，村松晴嵐荘はその入所者について「比較的軽症者」を収容の対象とするとその「療養指導方針」に明記されていた．

なおこの適応の範囲について木村は全治・略治したものを一程度の「安全作業能力」の持ち主とみなしているが，『二十周年誌』によると全治・略治を合わせた退所時の患者の割合は1939年度：6.9%，1940年度：25.0%，1941年度：35.2%，1942年度：30.1%，1943年度：42.3%，1944年度：44.0%，1945年度：53.8%，であり，特に1943年から1945年にかけては4

割から5割に達している．この率と照らし合わせると実生活復帰準備の増加が単に労働需要を満たすためではなく，治療の進行に裏付けられ，その能力・回復の程度に応じて実施されたことがわかる．

これに対しわが国で最初に作業療法を1933年（昭8）に試みた東京市療養所の1937年度（昭12）年報の「退所事由表」によると治癒（略治を含む）は退所者1,070名中わずかに12名（1.1%）に過ぎない．これはあまりに村松晴嵐荘との差がありすぎるように思えるが，その年報中に記された軽症患者を対象とした「職業療法」の従事者が一日平均5名であったことをみても，その過酷な状況がうかがえる．したがって医学的条件からすれば，村松晴嵐荘の作業療法は特に適応の高い軽症者が多く，作業療法を実施する条件に恵まれた環境にあったと言えよう．

社会的背景

医学的要因は作業を行える準備ができていることを意味するに留まり，それが直ちに患者が必要とする訓練が行われることを意味するものではない．したがって，村松晴嵐荘で作業療法が社会復帰を目的に行われるためには，さらに別の社会的背景が考えられなければならない．

[患者の社会的必要性]

『村松晴嵐荘昭和十三年度事業成績』(1939) と『東京市療養所年報第十七回』(1938) によってその患者の状況を比較すると，年齢構成において東京市療養所では20代：49.5%，30代以上：26.9%であるのに対し，村松晴嵐荘では20代：65.7%，30代以上9.9%と大きな違いがある．この村松晴嵐荘において入所者の年齢層が低いということは，就労の必要性が高く職業教育が重要であることを意味する．また入院前の職業を調べると村松晴嵐荘では517名中169名（32.7%）が農業に従事していたのに対して，東京市療養所では720名中わずかに2名，大阪の刀根山病院でも861名中5名に過ぎなかった．これは大都市の住民と徴兵により全国から集められた除役軍人の生活基盤の違いを反映しているものと考えられる．村松晴嵐荘の患者はもとの農業に復帰できなければその多くが失業を余儀なくされ，木村も「迷の多い二十代の青年を主とし，全体的にみて教育程度は高くない．身についた職業を持つ者は少ない」と述べているように職業教育の必要性が高かったことを示している．

[国立療養所の模範としての期待]

村松晴嵐荘における処遇の転換がなされたその背景には，村松晴嵐荘が大きな期待をもって開設された初めての国立療養所であったという事情も見逃すことはできない．濱野を中心とする幹部にとって，この最初の国立結核療養所はその「使命」のなかで示されているように是非とも他の模範となるような立派な療養所に育てあげる責務があった．そのため濱野は母校の慶応病院から優秀な看護婦を村松晴嵐荘に送りだし，東京市療養所の結核病学の第一人者である岡治道を嘱託に迎え，自らは毎週末には村松晴嵐荘に泊まり掛けで出かけ，付属看護婦養成所の授業をもつなど，その運営に精力を傾けていた．そのような期待と努力が背景にあり，解決が注視されていたことも最大の危機にあって村松晴嵐荘が大きな転換を遂げることができた，あるいは成し遂げなければならなかった要因であったと思われる．

[傷痍軍人援護]

軍事援護事業は昭和に入ってから中国における戦線の拡大とともにその必要性が叫ばれ，1938年1月にその時点でもっとも総合的な障害者対策の体系と言われる傷痍軍人保護対策審議会による答申「傷痍軍人保護の為採るべき方策」が提出された．そのなかには医療と並んで職業教育や職業保護，が含まれ，傷痍軍人に対する職業対策が明記されていた．すなわち1939年8月に開始された村松晴嵐荘の職業補導は基本的にこの方針に沿うものであり，軍事保護院は村松晴嵐荘の新たな療養方針を支持して当時整備の進められていた傷痍軍人療養所に村松晴嵐荘方式として積極的に広め，村松晴嵐荘の作業療法はそれらの国家レベルでの傷痍軍人対策によって支えられ，発展を遂げることとなった．

第 8 章　傷痍軍人医療委員会と作業療法指針
―国家的規模での取り組み

村松晴嵐荘における外気小屋事件は大局的にみれば，それまでの結核対策が予防や隔離中心で，結核性傷痍軍人に対する社会復帰に向けた取り組みの遅れがもたらした事件と言えよう．その結果，新たに策定された指導指針は，安静と共に作業療法をその中心に置き，特に実生活への復帰を重視したものとなった．ここでは，傷痍軍人医療委員会の答申および療養規律や指導要綱などの変遷をたどり，作業療法が傷痍軍人療養所における公的な認知を得，その全国的普及に至る条件を整えた過程をみていきたい．私たちがそこに見出すものは，もはや個人的な試みや営みとしての作業療法ではなく，社会的に取り組まれ，文書のなかに書き記されることとなった作業療法の新たな姿である．

傷痍軍人医療委員会の答申（1939 年 12 月）

村松晴嵐荘での外気小屋事件[*8]は戦時下の傷痍軍人問題に関わる不祥事と

[*8]国立療養所史総括編はこの事件について，日中戦争の最中であり秘に属する事項であったこと，また当時医員の中村は厚生省から近藤技師が駆けつけ，事情を聴取するとともに「傷痍軍人の乱闘騒が蔣介石の耳にでもはいったら，時局柄大変だと真顔で云われた」と述懐している．

してその存在は公にはされなかったが，木村による「散歩療法及作業療法を根幹とする組織的治療法」が実施される1939年8月を間近に控え，それに合わせるかのように1939年7月28日に軍事保護院のなかに傷痍軍人医療委員会が発足した．この委員会の目的は「本療養所は25ヶ所の多きに上り，且斯かる規模の施設を実施経営することは，我が国においては未だ其の類例をみない実に画期的なものであって，之が運営及医療の適否に関する適正なる方針を確立実施し，其の万全を期するを必要とするが為，厚生大臣の諮問機関として学識経験ある者等を以て組織する」とされ，その組織は官制により会長1名と委員20名以内によって構成されることになっていた．その布陣は会長に軍事保護院総裁（本庄繁），委員として陸海軍医務局長，陸海軍軍医学校長，帝国大学教授，厚生省予防局長，軍事保護院幹部，慶応義塾大学附属病院長，厚生省及び東京市療養所技師，前陸軍軍医学校長，といった学界，官界の要職にある者が網羅され，これに幹事として陸海軍省医務局医事課長，厚生省予防局結核課長，軍事保護院総裁官房総務課長及び業務局医療課長の濱野規矩雄が名を連ねていた．

そしてこの委員会は早速同年9月15日に厚生大臣小原直より「傷痍軍人療養所に於ける結核治療に関し執るべき方策に就き其の会の意見を諮る」とする諮問第1号を受けた．その説明には「傷痍軍人療養所に於ける結核性疾患者に対する治療方針を定め又入所者をして遵守せしむべき療養規律を定め以て有効適切なる治療を為すことは極めて緊要なるに鑑み之が方針を定むるの要ありと認む」（下線筆者）とあり，医学的な治療法と共に療養規律を定めることが重視されている．これに対して傷痍軍人医療委員会はその答申を年も押し詰まった同年12月21日に提出した．

療養規律

答申は諮問の内容を受けてまず傷痍軍人療養所における療養規律をとりあげ，1）療養精神の強化，2）療養規律の確立に触れた後で，療養規律の確立の意義を強調し「規律，命令，注意に反し療養所々風を紊る者に対しては処断の已むを得ざる場合なきに非るべし」とおそらく村松晴嵐荘での事件を教訓に，規律を遵守しない場合の強権の発動を示唆している．そしてこの後で初めて医学的な治療方針が「結核治療に関する事項」として示されている．

結核治療に関する事項

治療に関する事項は以下の８項目である．

①　大気安静療法

②　肺虚脱療法

③　薬物療法

④　理学的療法

⑤　食餌療法

⑥　作業療法

⑦　入退所：入所者の区分，退所者の区分

⑧　医官ならびに看護婦：職員特に医官及看護婦増員，看護婦の保護

このうち純然たる治療に関する事項は①～⑥であり，その内容をみてみると，まず結核治療に関して最も重視されていたのは最初にあげられている大気安静療法である．答申では「大気安静療法を以て結核治療の根幹となすこと」と明示され，大気安静療法以外の療法，特に虚脱，薬物，理学的，特殊食餌の療法に関しては懐疑的で，たとえば肺虚脱療法の実施については「特に慎重にその適応症を確定して之を行ひ其の病歴，経過等を詳細に記録し置くこと」としてその療法が安易に実施されることを戒めている．

これに対して作業療法について答申は次のようにむしろ積極的にそれをすすめる立場をとっている．

「作業療法の実施に当りては克く症状に適応する作業を各人に処方し，成るべく個性を考慮して退所後の職業に役立つものを選び之を課すること，作業として望ましきを列挙すれば次の如し　養鶏，養兎，養豚，園芸，耕作，

木工，裁縫，洋服，製図，簿記，珠算等，尚適当なる地に主として作業療法を行はしむべき療養所を速に建設し既設の療養所とつとめて，作業に適する者を之に転所せしめ更に一層徹底せる作業療法を実施せしむるに至らんことを希望す」（下線筆者）

すなわち，ここでは従来の予防を第一とした方針から，積極的に症状に応じた作業療法の処方と，さらには作業療法を中心とした後保護施設さえ視野に入れた方針が明記されている．これは結核作業療法史上初めて国がその機関において，公に作業療法を認知し，その推進を明言したことを示しており，その歴史において画期的なことと言ってよい．

また答申では，それまで各傷痍軍人療養所でその規準がまちまちであった「安静度又は運動程度区分」（下線筆者）が以下のように定められた．

第１級　一定の作業を許可す

第２級　全散歩領域の戸外散歩を許可す

第３級　病棟付近の戸外散歩を許可す

第４級　病棟内の歩行のみを許可す

第５級　室内歩行のみを許可す

第６級　絶対安静

ここで注目すべきは，安静の程度に対して「運動程度」という言葉が用いられ，積極的に作業療法を行う視点から安静の程度が位置づけられていることである．

これはたとえば結核予防会の安静度表が，①絶対安静，②終日横になっている，③短時間離床してよいが主に横になっている，④午前午後それぞれ安静時間をとる，⑤午後安静時間をとる，などと安静中心の表現をとっていたことを思えば，従来の立場からの極めて大胆な転換とみなすことができる．

なお答申は最後に職員の充足と待遇の問題をとりあげているが，これは療養規律と関連して現場におけるこの問題の重要性を示すものであろう．たとえば看護婦等の不足について「入所者未だ収容定員に満たざる現在既に療養所に於て医官並に看護婦は相当過重の勤務をなしつつありて看護婦の内病気により欠勤するもの乃至休養を要するもの総数の約二割に達する現状なり，如斯事態の下にありては患者に対する治療其の処遇並に規律保持に関して遺憾の点少しとせず」（下線筆者）と，人員不足が治療のみならず，療養所の規律保持に関しても深刻な影響を及ぼしていることに触れている．

ここで，これまで検討してきた答申の特徴，あるいは強調している点を整理し，簡単にすれば，①療養規律の強調，②作業療法の推進，③医員，看護婦の増員，があげられる．では作業療法の推進を宣言した答申の方針はどのようにして具体化されていったのであろうか．次にその実現に向けた動きを追っていきたい．

傷痍軍人療養所の整備と結核作業療法の標準化

1939 年後半は傷痍軍人結核療養所における療養規則，治療方針などが新たに立てられた時期であるが，これは傷痍軍人療養所の設置状況からみると 1938 年 12 月の建設開始以来，それが軌道にのり始め，続々と真新しい療養所が姿を現しつつあった時期と重なる．傷痍軍人療養所建設の第一次計画分である 25 箇所の工事がすべて完成したのは 1940 年 1 月であったが，村松晴嵐荘の新たな「療養指針」が実施に移され始めた 1939 年 8 月までには，すでにその大半の 20 箇所（8,900 床）が設置を終え，1940 年 1 月の第一次計画終了時には収容人員 12,500 名に及ぶ結核療養所群が完成した．しかしそれに要した年月はわずか 2 年あまりにすぎず，これはそれ以前にわが国がそれとほぼ匹敵する療養所群（公立結核病院・療養所：4,544 床，その他国立：520 床，私立：6,263 床，合計：11,327 床）を建設するのにほぼ 20 年を要したことを思えば異例の早さと言える．しかし，突如出現したこの一大療養所群を一つの統一した理念と方法のもとにまとめあげ，運営していくためには，さらにその実践のよりどころとなる具体的指針が求められた．

結核作業療法の標準化

先に「傷痍軍人療養所に於ける結核治療に関し執るべき方策」によって作業療法を全国に展開されつつあった傷痍軍人療養所において推進する方針は立てられたが，それは全体のアウトラインであって，今まで作業療法に触れたことも教育されたこともない多くの医師にとって，作業療法を行うことなど雲をつかむような話だったとしても不思議ではない．

ただ，そこで必要とされる明確な指針を確立するには，答申の出された時点においては肝心の村松晴嵐荘の作業療法は組織的に開始されていまだ半年にも満たず，その成果や問題点が必ずしも十分に明らかにされていたとは言いがたい．また全体の展望を与えるものとしての答申の性格上，技術的な事項を網羅することには自ずから制約があった．この意味で公にするに足りる作業療法指針を示すためには，いくばくかの検証のための日時を要したとしても不思議ではない．木村の「組織的治療法につきて」はそのような傷痍軍人療養所における実践的要求，あるいは現実の必要性から生まれた論文であり，その過程の一里塚とも言えるが，その一応の総括は 1942 年 2 月には成立していたとみられる「作業療法指針」として今日に伝えられている．

「作業療法指針」（1942 年 2 月改正）

「作業療法指針」の最初の成立はその内容からして 1941 年前後と思われるが，現在残されているものは 1942 年 2 月の日付のある改正版なので，ここではこの改正版によってその内容をみていきたい．木村の「療養指針」と比較するのは，この新たな「作業療法指針」が作業療法の普及を目的として，どのような改変が加えられ，その内容を整えたかを検討しておきたいがためである．

目的

木村の「療養指針」と「作業療法指針」の目的における基本的な違いは，「療養指針」が患者が作業療法を受けるに際しての注意すべき点をあげているのに対して，「作業療法指針」は治療者（医師）が作業療法を実施するにあたっての手順や治療の内容を定めていることである．

たとえば「療養指針」では発熱，強い疲労感，喀血などを起こした時は直ちに医官に申告しその指示を待つこと，などといった作業療法を受ける側の立場にたった説明となっているのに対して，「作業療法指針」では医師が患者を次の作業の段階に進ませる場合の臨床的判断規準，たとえば，無熱，無菌，赤血球沈降速度10ミリ以下，レントゲン検査，といった項目について説明がなされている．このことは「作業療法指針」が作業療法の普及を目的とし，またとりわけその経験に乏しい医師を対象として作成されたものであることを示している．

作業区分

木村の「療養指針」では全体を軽作業，中等度作業，実生活準備作業の3つに分け，軽作業をさらに3つに，中等度作業を甲組，乙組の2つに分けている．これに対して「作業療法指針」では作業療法で行う作業を以下のように大きく第1期（初級），第2期（丙，乙，甲），第3期（下級，上級）の3つの時期に分けている．

第1期（初級）

作業内容：除草，種蒔き，温室およびフレーム手入れ，草花手入れ，廊下掃除など

期間：1カ月以上，最初は3日に1回程度，次第に2日1回，毎日行い，時間は1時間

第2期（さらに丙，乙，甲に区分）

作業内容：草刈り，農園および花壇の手入，堆肥製造，土砂運搬，養兎，

養鶏，養豚，軽木工，窓ガラス掃除

期間：3カ月以上，：毎日　丙：2時間，乙：3時間，甲：4時間

第3期（さらに下級，上級に区分）

下級：開墾，土木工事，道路工事，農耕，木工，浴場掃除など

時間：毎日5時間

上級：種目は下級に同じ，

時間：毎日6時間

期間：下級・上級合わせて2カ月以上

この「作業療法指針」を「療養指針」と比較すると，それが簡素化，単純化されていることがわかる．たとえば「療養指針」にだけある作業をあげれば，ガラス拭き，病室手伝，配膳手伝，図書整理，ミシン，手工芸，竹細工，レントゲン，事務，など9種であり，逆に「作業療法指針」にだけある作業としては，温室およびフレーム手入，堆肥製造，土砂運搬，開墾，土木工事，道路工事，など6種となり，「作業療法指針」では3種の作業が削除されている．

また作業の質においては「療養指針」にある比較的技能を必要とする図書整理，竹細工，レントゲン，事務，などのかわりに「作業療法指針」では肉体労働を中心とする開墾や土木工事などがとり入れられている．

さらにその段階づけ（作業負荷の程度）において「作業療法指針」では単純に時間が用いられていることが注目される．たとえば「作業療法指針」の第2期作業においては丙，乙，甲，の3段階が区別されているが，その違いは2時間，3時間，4時間，という時間の長さであるが，「療養指針」の軽作業における第1，2，3度の違いは時間の長さではなく，その種目の難易度によっている．

「作業療法指針」における運用上の工夫

作業療法の普及を目指す立場から作成された「作業療法指針」は，種目の

整理や内容の簡素化などさまざまな改変がされているが，この他にもさまざまな工夫がみられる．たとえば，運用上の工夫としては，各種作業に参加している患者を容易に識別できるように，その課せられている作業に応じて胸章の着用が指示されていること，あるいは作業の実施にあたって養兎班，養鶏班，養豚班，園芸班，農作班，木工班，一般作業班，などの班組織を作り，加えて班長，副班長，作業係などの役割を置くなど，組織の整備が進められたことなどをあげることができる．

「作業療法指針」に示されたこれらの工夫をみると，私たちは作業療法がようやく試行の段階から新たに実用の域に入ったことを読みとることができる．そしてこのような実践的手がかりを通して，より多くの療養所で作業療法を可能にする現実的基盤が整えられていった．さらにその後，軍事保護院は「作業療法指針」をより全体的立場から吟味，整理し，その集大成とも言える「作業療法指導要綱」を 1944 年４月に定めた．その内容は結核作業療法の歴史において極めて重要な意義を有すると思われるので少し詳しくみていきたい．

「作業療法指導要綱」（1944 年４月）

終戦の前年に作成されたこの「要綱」は正式には「傷痍軍人療養所（結核）に於ける軽快患者を対象とする作業療法指導要綱」と称されるが，傷痍軍人療養所における結核作業療法のいわば総決算とも言える文書である．たとえば傷痍軍人大阪療養所の医官であった佐々木順造はその『肺結核の作業療法と職業編入』（1948）で「作業療法の定義，実施要領其他に就ては決して新生日本でも棄てるべきものでないことを確信して居る」と高い評価を与えている．その特色はその内容の簡潔さと的確さにあると言えるが，次にこれを項目別に順次みていきたい．

作業療法の定義

「要綱」は冒頭で作業療法を「入所中の患者に一定の作業を課し速に其の精神力，体力の恢復を図り以て治療効果を促進すると共に自己の病態に適する正しき生活方法を会得せしむるものなり」と定義している．これは「作業療法指針」にある「恢復期に入りたる者の体力の増進を計り，病巣の治癒を確実になし，療養を完成して全治に至らしむるにある」と比較すると精神面に触れている点や生活面の指摘がされ，表現も具体的で明確になっている．この定義の後に「要綱」では「軽快患者を対象とする作業療法実施要領」が続き，具体的に対象者，実施方法，作業療法の完了，注意事項などについて説明が加えられている．

対象者

「要綱」によれば対象者は「病状の進展性を喪失し軽快に向える安静度１級乃至３級の患者にして作業準備治療完了者たること」とあり，作業準備治療の条件が詳しく規定されている．すなわち，①２カ月以上連続して無熱，②２カ月以上連続赤沈１時間値 15 ミリ以下の者で，さらに病巣の広さ，位置ならびに性質，空洞の大きさ，数ならびに性質，菌排出の有無，程度，肺虚脱療法の効果，併発症，その他について検討し，病状の伸展性が喪失したと判定され，さらに１日４キロの歩行と屋内軽作業に耐えることが求められていた．

先の「作業療法指針」と異なる点をあげれば，「作業療法指針」の条件は臨床的にみて特に異常が認められず「医官の適当と認めたる者」としており，その判断を医官にゆだね，特に指定された規定はなかった．しかし「要綱」ではそれが上記のように細部にわたって定められ，作業療法についての予備知識がそれほどなくても容易にそれが実施できるように工夫がされている．

実施方法

[作業種目]

「要綱」ではその実施される種目については，おおまかに「農園（養畜を含む）並に木工，機械作業場に於ける作業に重点を置くこと」と「各自の作業種目は病状及退所後の職業を考慮し之を決定すること」と規定されているだけで，具体的な種目はあげられていない．また作業時間と期間に関しても2時間作業1カ月，4時間作業2カ月，6時間作業1カ月，8時間作業1カ月と4つの段階に区分されるようになり，「作業期間は病状に応じ進度を調整すること」との但し書きがあるが，「作業療法指針」と比べてさらに簡素化されているのが最大の特徴である．これはその間に急速に拡大し31箇所にまでなった療養所で先の「作業療法指針」を実際に運用した経験から，実状に合わせて幅をもたせたものと思われる．この8時間の作業に耐え得た者を「要綱」では作業療法完了者としている．

[実施上の注意事項]

作業療法実施上の注意事項として「要綱」は具体的に，①エックス線検査(3カ月に1回)，菌の検索（陰性者に対しては培養検査，2カ月に1回)，肺活量，呼吸停止時間の測定などの実施，②担当医官は作業技術員などを指導して患者に適切な作業量を賦課すると共に所長以下総員が参加激励して作業療法の有効性を高めること，などをあげている．

これを以前の「指針」と較べると，より詳しく検査の回数と頻度，検索の方法を規定し，肺機能検査などを新たに加えていることが目を引く．これは作業療法の症例が次第に蓄積され，また作業を行うのに必要な肺機能の重要性が認識されてきたためと考えられる．

[退所後の注意事項]

通常の作業療法によっては解決困難な長期療養者や長期排菌者について「要綱」は「適当なる職場に就職せしむるか若くは家業に就かしめ折々療養所，保健所，等に来所せしむる等の方途により指導するものとする」とつけ加え，退所後の対策を指示している．このことは後保護（アフターケア）問題解決に向けて積極的関与を示したものとして注目される．

歴史的意義

全体としてみると「要綱」はその前身とも言える「作業療法指針」の目指した実用性をより重んじ，手段に関しては細部にわたる規定はなるべく少なくし，容易に定量化できる作業時間を中心に段階づけ，一方その目的と役割については身体的側面と精神的側面の両面に対する治療的効果を指摘し，さらに長期療養者や排菌者に対する後保護の問題にも言及するなど，それまで積み重ねられてきた作業療法の経験を簡潔にまとめている．これによって作業療法は特定の経験者に限らず，容易に一般の医師が近づくことのできる療法となっていった．この意味でもこの「要綱」はいわば戦前におけるわが国の結核作業療法の理論的・実践的な到達点とみることができる．

なお，傷痍軍人大阪療養所の医官であった佐々木順造は戦後この「要綱」を高く評価し「作業療法各期に適合する種目に就て，我国で今迄発表されたものは殆ど千編一律に其種目を例示するとか羅列してあるに過ぎないけれど，実際には簡単に列べることの出来るものでなく，又それを見て新しい臨床家が作業計画を樹てることの出来るわけのものではない．具体的には自分自身の環境に適合した種目に依って作業計画を立てることが一番合理的であるから，他所の模倣は恐らく出来ない．此意味からして，元軍事保護院が基本方針のみを示し，各々が自主的の計画に基いて行つた方法が結果から観て進歩的であった」(1948，下線筆者）と述べている．

また当時日本医療団結核課に在職していた姉崎卓郎は1944年（昭19）の春に「作業療法指導要綱」が発表されたことを新聞やラジオを通して知り「ともかくも日本で始めて作業療法の明確な具体的規準が一応決定されたことは私達恢復期の困難を切実に知る者にとっては実に感激に堪えない」と当時いだいた感慨を記している．

以上のように，「要綱」に示された作業療法の理論的深化に支えられて，傷痍軍人療養所における作業療法は実践においても広く普及し，さらにその先の後保護の領域へと足を踏み入れることとなった．

第９章　結核作業療法と後保護運動
—残された領域

傷痍軍人療養所においてまかれた結核作業療法の種は，その広大な土地で育てられ，各地に拡がっていった．それはさまざまな試行錯誤を生みもしたが，それぞれの土地で独自の展開をみせ，個性的な実践に至った例も少なくない．しかし，それらの過程のなかで最も重要なことは，それらの作業療法がやがて患者の退院後の生活と深い関わりをもち，そのなかで必然的に後保護の問題が大きな課題として浮上してきたことであろう．そして作業療法に関わった者を中心に再び新たな取り組みが開始され，あるものは患者自身の運動へと引き継がれていくこととなった．

後保護の状況

軽快者保養所の所でもふれたように傷痍軍人療養所以前にあっては，後保護の問題はたとえば日本放送協会納付金の使途に関して1932年（昭7）の各地方長官宛の衛生局長通牒のなかに「結核療養所退所者其の他軽快患者の保護」が盛り込まれ，また結核予防対策に関する1934年の保健衛生調査会の答申のなかで「結核恢復患者の保護施設に関する件」として提起されてはいたが，その必要性は「望ましき事に属す」というものであり，結核病床増加についての「極力之が拡充を期すべきものとす」という表現とは大きな隔たりがあった．実際1936年（昭11）に立てられた「保健施設拡充計画」においては結核回復者の保護施設はその事項から除かれていた．

しかし傷痍軍人療養所の建設は 1938 年以降急速に進み，そこに含まれる結核療養所の数も終戦時までに 36 箇所，病床数 28,700 床に達していた．そしてこれらの多くの療養所でこれまで述べてきたように村松晴嵐荘に準じて作業療法がとり入れられ，しだいに回復者が増えるに従いそれらの患者の社会復帰と再発防止に欠くことのできない後保護への取り組みが，現実の無視しえない重要な課題として浮上してきた．これは結核という病気が柴田正名も述べているように「治癒と云う事，殊にその時期が誠に判然としない病気である」という油断のならない慢性伝染病であることに起因している．さらに当時のわが国には回復期の結核患者が働くのに適した仕事が少ない，という事情があった．横浜市療養院長の村尾圭介はその『療養夜話』(1940) において「療養所を出た人たちが何をして暮らすべきかは大きな問題であって，普通世間一般の仕事をさせては再発増悪の危険が多いことが解っていながら，それが対策を講じていないことは結核問題が甚だ幼稚であることを物語っている」と述べ，退院後の回復者のための保護と授産の必要性を訴えている．

後保護の定義

「後保護」の問題と実状について考える前に，この「後保護」という言葉について少し整理をしておきたい．まずみておかなければならないのは「後保護」という言葉には人にはよってやや意味あいが異なる，ということである．たとえば砂原茂一と長沢誠司の『肺結核歩行作業療法の実際』(1952) では「後保護」を「治療によってもたらされる効果を永続的にするすべての方法」と定義し，職業補導や職業・住宅の斡旋，労働条件の調整，家族の援護などと並んで作業療法もそのなかに含めて考えている．一方，当時村松晴嵐荘の医師であった北錬平による『作業療法』(1947) では，以下のごとく，結核対策のなかでそれらの体系が互いに有機的に関連しているとしつつ，作業療法を治療体系に含めて，後保護とは区別している．

1. 予防体系—保健所，感染予防，発病予防（BCG）
2. 治療体系—結核病院，療養所，(1) 臨床治療，(2) 作業療法
3. 後保護体系—保健所，コロニー，個人的および集団的アフタケア

また木村は「結核耐過者後保護の経験と感想」(1951) のなかで「後保護」を「再発防止と生活の補償」としたうえで5つに大別し，以下のごとく，「後保護」のなかに職業関連の作業療法を含めている．

1. 医学的管理下における職業指導（結核療養所における作業療法と職業補導）
2. 耐過者の職業斡旋（個人的あるいは集団的）
3. 医学的管理下における耐過者の集団的経済生活
…（イ）耐過者集落（コロニー），
…（ロ）保護作業所または特設工場等の補導授産施設，
4. 保健所一般療養所などの行う保護
5. 法律による後保護

しかし，以上のように「後保護」の理解において関係者の間に若干の違いはあるものの，いずれも軽快し退院した結核患者（結核耐過者）がそれ以後もさまざまな保護（援助）が必要とされることに関しては共通しており，作業療法の進展とともに後保護の問題はますます重要な現実的課題となっていった．

結核に対する職業補導の遅れ

話はさかのぼるが，傷痍軍人医療委員会で結核治療方針が検討され，そのなかに作業療法の積極的推進が盛り込まれていたことは前に述べた．では社会復帰に際して重要な役割を果たす職業補導の当時の状況はどうであったの

だろうか.

結核以外の身体障害などの疾患に対してはすでに傷痍軍人保護対策審議会答申（1938年1月27日）中の「職業教育」に関して「(イ）職業再教育施設を枢要の地に設け高等の再教育を施すこと，(ロ）職業再訓練施設は大体各府県に分布し主として軽度の教育を行い素養の向上に努むること，(ハ）傷痍軍人の職業教育及就職に付ては専門的なる知識経験を有する職業顧問，指導員を設置し再教育及就職の指導を為し爾後の保護に当らしむること」などが掲げられ，その後着々とそれらの事業が実施されていった.

たとえばその第一に挙げられている職業再教育施設は比較的長期かつ高度の再教育を目的に国立職業補導所として福岡と大阪に設置されることとなり，1938年10月末に早くも工事が始まり，いずれも1939年3月に完成，直ちに事業を開始した．またこれにやや遅れて失明傷痍軍人教育所も1939年11月に完成し，(ハ）にある職業顧問についても答申が出て間もない1938年3月に当時の厚生省臨時軍事保護部において配置が開始され，25名が任命された．さらに職業顧問の相談業務を補助するための顧問助手が，より個別的相談指導を一貫して行うために傷痍軍人職業指導専務職員として独立し，主に心理学に素養のあるものがあてられるなど，その体制は急速に整備されていった．なお東京に関しては関東大震災時に負傷して肢体不自由となった者に対して職業再教育を実施してきた実績から，財団法人啓成社に国が補助金を支出して，傷痍軍人の職業再教育を委託していた.

しかし国立職業補導所の「再教育科目収容定員及作業可能障害程度」をみると，科目としては洋服科，洋裁科，家具工芸科，工場経理工，製図工，精密機械工，旋盤工，仕上工，フライス工，溶接工，などがあげられているが，それに対する修業可能障害程度をみるといずれも肢体不自由および視覚・聴覚障害を対象としており，製図や経理においても「目あるを要す，上肢手指以上完全なるもの，大腿以下切断せるものは一下肢完全なること，両下腿以下切断せるもの又は機能障害のものは可」といった説明が加えられており，現在内部障害に分類されている結核に対してはそれを予定していなかったことが読みとれる．これは結核に対しては先の傷痍軍人保護対策審議会答申が「結核，胸膜炎の患者に付ては其の療養所を経営すること」として医療の対象としているためであり，軍事保護院業務局依命通牒（1939）も結核性除役軍人の職業保護については「症状軽く就職の要求亦緊切なるものに対しては従業に堪うる程度の職業に付可然斡旋の労を執ること」（下線筆者）と例外的に認めているにすぎなかった．

この結核性疾患が職業補導の対象とはなりにくかった事情は傷痍軍人が就職した後の補導状況にも現れている．たとえば1939年12月1日現在の「傷痍軍人就職後の補導状況調」では傷害の部位を頭頸部，顔面，軀幹，上肢，下肢，結核，その他症状，不明，に分けその補導状況を示しているが，1,836件の相談件数のうち結核患者は1割弱の153件に止まり，これは下肢傷害の489件のおよそ3分の1にすぎず，結核患者全体の数に比べ，補導に至った結核患者の数がはるかに少なかったことがわかる．すなわち，傷痍軍人に対する職業教育や職業保護は一般的には推進する立場がとられていたが，それは原則であって実際には結核性疾患に対しては予防中心の方針のため，積極的に職業補導を進めようとする機運は1939年当時は村松晴嵐荘の新たな動きを除いて一般的ではなかった，ということは十分に確認しておかなければならない．したがってこの結核患者に職業補導を組織的に実施するという村松晴嵐荘の試みは，今まで誰も足を踏み入れたことのない未踏の地に歩を進めようとするものに他ならなかった．

後保護の発展

村松晴嵐荘における後保護

もともと村松晴嵐荘の作業療法には多分に後保護活動に関わる要素が含ま

れていた．あるいは後保護活動の一環として作業療法があったと考えてもよい．木村はすでに「組織的治療法につきて」において狭義の作業療法（散歩から中等度作業療法まで）と広義の作業療法（実生活準備作業，職業指導作業）を含めて作業療法とし，さらに肺結核の不完全治癒者のためのアフターケアも考えていた．これら村松晴嵐荘の作業療法における後保護活動は作業療法の進展とともにその必要性を増していった．

村松晴嵐荘の終戦までの期間の作業度別による退所者（年度別）の動向をみると，作業療法のなかでも特に実生活準備作業への参加人数と割合が着実に増え続け，1942年と1944年を比較すると作業療法を受けた者における実生活準備作業の割合は3分の1から3分の2へと2倍，人数において約3倍に達していた．すなわち作業療法が軌道に乗るに従ってそれを受けた患者の大半が実生活復帰準備作業を経て退所していたことがわかる．そしてこの施設内における職業補導を中心とした作業療法の充実は，必然的に退所後の職業斡旋という，さらなる後保護活動の進展を生み出すこととなった．

就業成績

木村が導入した職業援助の充実は所内の教育にとどまらず，その就労の斡旋，援助にまで及んでいる．その結果の一端を，戦後まもなく書かれた『肺結核の歩行・作業療法』にみると，1940年4月から1943年3月までの3年間において歩行・作業療法を経過して退所した者の数は，準備作業69名，中等作業69名，軽作業7名，歩行41名，安静15名（いったん歩行以上に達するもその後安静にもどった場合），計264名となっている．木村はこのうち安静の15名と退所後戦死した2名を除いて歩行以上に達した247名について就業の状況をアンケートによって追跡調査している．それによると退所後2年間は就業率80%，3年目74%，4年目67%，となっている．しかしこの場合注目しなければならないのは村松晴嵐荘においてなされた「実生活復帰準備」が実際の就業にどこまで寄与していたか，ということである．

西野時代の作業療法の種目は前述のように屋外作業として養鶏，養兎（アンゴラ種），農園および園芸，養豚，屋内作業としては木工，ミシン，軍手製造，その他（荘内の清掃）があげられている．これに対して1939年（昭14）2月調べによる退所者就業先をみると1年目：農業2名，会社員3名，職工1名，官吏3名，官庁雇4名，事務員1名，2年目：農業4名，重工業1名，会社員3名，嘱職1名，獣医1名，工廠勤務1名，写真屋1名，職工1名，官吏1名，僧侶1名，官吏3名，であり，強いて言えば農業がいくらか作業療法の種目と関与している程度で仕事の内容からすると直接的な寄与は乏しい．これに対して，1951年に木村が『日本臨床結核』誌上に発表した「肺結核耐過者後保護の経験と感想」によると，1941年から1951年にかけて職業補導を受けた489名のうち1951年6月の調査時に健康で働いている436名について調べたところ，51.3%（224名）がその受けた職業補導を就業に生かしていることが報告されている．これらをみると，就業率の高さもさることながら，職業補導の内容が就業に即して工夫され，実際に役立っていたことがうかがわれる．

就職斡旋

職業補導は就労を目的としている以上，それに至る就労援助を欠いては回復者の職業保護は容易に実現されない．村松晴嵐荘においても職業指導の充実は必然的に就職斡旋活動を伴い，作業療法は社会的活動との関わりをより深めていった．

[個人的斡旋]

村松晴嵐荘では職業補導に力を入れ，特に技能をもたぬ者に対して簿記，珠算の専門家を招いて講習会を開き，農業，養畜，花卉，事務，時計，竹工などの他，時代の必要とするエックス線技術やラジオ，研究室（現在の臨床検査：筆者）などの種目をとり入れるなどのさまざまな工夫をしていた．

このうち，エックス線技術者，研究室の技術者，事務員などで官公の施設に職を得た者の大部分は荘当局およびその関係者の斡旋によるところが大きかった．この分野で特に目立つのは，就労先としての村松晴嵐荘の存在で，晴嵐荘では特に初期から職業補導終了者を一般職員および作業部職員として採用することとし，1951 年 6 月の調べでは，職業補導を受けて退所した 572 名のうち 118 名が晴嵐荘で一時職員として働いたことがあり，1951 年 6 月当時で晴嵐荘で働いていた者の数は 28 名にのぼっていた．これをみるといかに村松晴嵐荘がその荘全体をあげて患者の後保護活動に努めていたかがわかる．その方法はまず荘内における作業部の拡張で，村松晴嵐荘では 1941 年に竹細工部，1942 年に花卉，園芸，ラジオ受信機修理組立部，1943 年に機械工作および理髪部，1946 年に時計部といった作業部を次々に開設した．ここにまず回復者を作業指導者として採用し，後進の指導に当たらせると共に，荘内各部局での採用にも努め，採用された者の宿舎として外気小屋をあて，結婚すると一般官舎に移れるようにした．しかし，この方式は雇い入れる人数に限界があり，次第に整備されつつあった公務員の労働関係法規上などの問題もあり，採用が困難となっていった．村松晴嵐荘としては，友人・知人をたより，あるいは一般病院，府県衛生当局と連絡して就職を依頼するなどの努力を重ねていくが，一療養所の力には限界があり，その解決は国による総合的な内部障害者対策の必要性を痛感させることとなる．

[集団的斡旋]

村松晴嵐荘だけの努力では増え続ける職業補導の修了者に就労の途を得させることは容易ではなく，新たな就労先の開拓が是非とも必要であった．そのなかで職業補導事業が軌道に乗り始めた 1941 年頃から，日本国内は激化する戦争の進展に伴って労働力不足が深刻となり，結核回復者の就労にとっては有利な条件が備わりつつあった．ただ一般の事業者の再発に対する不安は根強く，軍事保護院の協力を得ても事業者を納得させることは容易ではなかった．そのようななかにあって茨城県竜ヶ崎市内の羽田精機は社長自身が回復者であったこともあり，衛生設備の整った寄宿舎が新築され，村松晴嵐荘の作業療法課程を終えた20数名が採用されることとなった．荘では月1〜2回医官が出張して就職者の健康管理に努め，就職者は少しの異常でも遠慮無く休養をとらせることとしていたが，一般工員より平均して欠勤率ははるかに低かった．

なお就職にあたって羽田精機と村松晴嵐荘の間で「結核傷痍軍人採用要項」が定められ，福利厚生として診療所や職場内の休憩施設の設置，月1回の健康診断，特別な療養を要する場合の晴嵐荘での医療保護の実施など，回復者が安心して働けるための便宜が盛り込まれ，現在の保護工場に近い環境が整えられていた．

しかし，戦後は軍事保護院との関係も絶たれ，産業も大きな打撃を受け，村松晴嵐荘の集団斡旋事業も停滞を余儀なくされることとなる．木村はその苦闘の跡を振り返って「10数年来この問題に相当の関心を払い，貧弱ながら努力もして来たと思ふが，顧みれば労多くして効少なく只『苦しんで来た』と云ふに過ぎぬ」(1951) と述懐している．ここには作業療法から始まり，後保護問題に至る困難な道を休むことなく切り拓いてきた，一人の結核医の偽らざる思いを読みとることができる．

他施設における後保護

軍事保護院は傷痍軍人結核回復者の職業保護を目的として適当な職を与え，健康生活管理の模範を示す意味で1942年7月にその外郭に傷痍軍人奉公財団を村松晴嵐荘の木村の要望を受けて設立し，原則として各道府県の郡に1箇所を目途にその開設を順次進めた．ただしこの計画は25箇所程度が完成したところで終戦となり，十分にその機能を発揮することなく終わってしまったことは残念と言うしかない．したがってその後成立した後保護施設の発端は，各療養所が独自にそれぞれの熱意と努力において施設長，職員，患者が協力して取り組み，実現したもので，戦後のわが国におけるリハビリテーションの歴史に重要な足跡をしるしている．次にそのなかでも作業療法と関わりの深い代表的な例をいくつか『国立療養所史　結核編』や他の資料によって紹介しておきたい．

国立宮城療養所（現国立宮城病院）

傷痍軍人療養所時代から所長の畠山辰夫が作業療法に積極的に取り組んでいたが，1948 年 8 月 6 日に従来の「作業会」のなかに「後保護部」を設けた．この後保護部でそれまでの作業療法の種目のなかから生産的で収益のあげやすい竹工，養鶏，養豚などを始め，しだいに給食，製本，木工など事業を拡大して，1950 年には後保護部は「財団法人山下コロニー」となった．さらに 1952 年には財団法人から社会福祉法人に組織を変え，1954 年には名称も山下静和園に改め，1971 年には養護老人ホーム「梅香園」を開設するに至った．

国立東京療養所（現国立療養所東京病院）

1945 年 12 月に軍事保護院は解散し，傷痍軍人東京療養所も名称を「国立東京療養所」と改められたが，戦後の混乱で帰るところを失った患者は退院しても生活苦のなかで再発する者が多く，当時需要の多かった孔版印刷や時計修理などによる補導が始められた．しかしそれを行う作業場として用いた外気小屋はもともと簡易な建物でその用途には適せず，たまたま隣接した元療養所の土地建物が入手できたので，1949 年 7 月よりそこを「国立療養所東京病院附属作業所薫風園」と名付けて職業補導的作業療法が行われるようになった．この薫風園は男子の作業患者の 48 床と作業室からなり，作業としては謄写印刷，時計修理，ラジオ組立，衛生技術者の養成，研磨およびメッキ，写真技術，その他事務的作業などが含まれていた．

ところが 1956 年に軽快病床の制度が作られ，作業療法は 6 カ月以内と定められたため，薫風園の在園者は退院を余儀なくされることとなった．しかし，この問題に対して東京都の民生委員連合会が強い関心をもち，1956 年 3

月財団法人東京都民生委員事業協会が組織され，薫風園の運営を引き継ぐこととなった．これが後の東京都の後保護施設「清瀬園」となり，1967 年の身体障害者福祉法の改正によって心臓，腎臓などの内部障害者も対象として加えられるようになり，現在に至っている．

国立療養所天竜荘

天竜荘は 1940 年 3 月に設立された傷痍軍人療養所である．その初代所長宍戸芳男は退所患者の後保護施設の不備を当初から憂い，その設立の準備を進めていた．そしてこの計画はその半ばで第 2 代荘長の中村健治に引き継がれ，1950 年 5 月に「天竜厚生会」が任意団体として設立され，1951 年 5 月 30 日に生活保護法による更生施設として認可されることとなった．この天竜厚生会はその後，着々と事業を拡大し，救護施設，特別養護老人ホーム，保育園，重度精神薄弱児施設，重度身体障害更生援護施設，天竜福祉工場，などを擁するに至った．

国立広島療養所（現国立療養所広島病院）

所長の藤井実は開設以来一貫して後保護に力を注いでいたが，1950 年に院内の遊休施設を利用して後保護部を創設した．事業は売店，料理，ラジオ・時計修理，新聞・雑誌の斡旋，養鶏などの部門に分かれ，各部門に 4 名程度の部員が配属された．この事業は療養所の隣接地を買収するなど年々拡大し，1958 年 10 月には「広島後保護協会」として完全に独立するに至った．その後，この広島後保護協会は 1959 年に社会福祉法人となり，1962 年には療養所から独立した施設「広賀園」を建設し，職業指導として経理簿記，ラジオ・テレビ組立，編み物，商店経営，農畜産，邦文タイプ，洋裁，自動車運転などをとり入れるようになった．

国立療養所福岡精光園（現国立療養所福岡東病院）

1950年，結核は回復したものの，退院後の行き場の無いなかで，何か技術を身に付けて社会復帰を果たしたいという，肺活量1500 ccの飯野公二ら3人の患者が外気小屋に住みついた．彼らは空いていたポンプ小屋を事務所に養豚や養鶏などの仕事を始めたことから国立福岡療養所における後保護施設設立の運動が始まった．この運動は途中退会者が出るなどの困難に見舞われたが，当時作業病棟の医師であった松尾弘房の協力を得て，印刷所を加えるなど徐々に規模を拡大し，療養所幹部の県への働きかけなどもあり，1955年（昭30）には県立後保護施設へと発展を遂げた．

中親会コロニー協会（東京コロニー）と身体障害者福祉法の改正

中親会は中野療養所（東京市療養所の後身）の外科医長で作業療法の提唱・実践者であった医師中井毅（1911年，明44，岡山県加茂町生れ，1935年昭和医学専門学校を卒業後，1937年より東京市療養所に勤務，1973年死去）の治療を受けた患者・家族を中心として健康管理などを目的として1949年（昭24）に結成された．会は1950年（昭25）5月の第1回総会で，帰る家が無く，就職先もない結核回復者の再発防止と後保護確立のためコロニー建設を決議した．計画は建設予定地が地元の反対にあうなど幾多の困難があったが，1951年（昭26）当時の中野療養所長春木秀次郎の協力により中野区江原町の都有地に国鉄払い下げの客車を改造した宿舎と作業場を開設した．これは「よくなったからといって少し無理をすれば再発する人を，いきなり病院からだすわけにはいかん．作業療法をしながら社会復帰の準備をするところが必要だ」との中井の主張にもとづくものであった．この汽車の家はその後，中親会コロニー協会（1963年設立）を経て社会福祉法人東京コロニー（1968年設立）の原点となり，結核回復者のみならず視覚障害者や肢体不自由者などさまざまな障害者が加わって印刷，プラスチック成形，情報処理など幅広い事業を展開し，現在に至っている．

なおその活動の過程のなかで忘れてはならないのは1967年（昭42）8月の身体障害者福祉法の拡大適用を求める運動の組織とその実現であろう．これは従来身体障害者福祉法が肢体不自由と視覚・聴覚障害にその適用が限定されていたのを，呼吸器障害や心臓疾患による障害にも拡大するよう求めたもので，東京コロニーの事務局長調一興が中心となって1962年4月に要望書を厚生大臣に提出，地道な実態調査などをねばり強く続けてようやくその実現をみた．これによって心臓および呼吸機能障害者が内部障害者として法の対象に加えられるようになり，結核回復者のコロニー施設も身体障害者福祉法による認可を受けることが可能となり，その発展に大きく寄与した．

日本リハビリテーション協会

日本リハビリテーション協会は1951年（昭26）年頃より当時清瀬病院で作業療法を担当していた小林義徳医師が退所結核回復者の社会復帰の困難さをみかねて，1953年に清瀬市松山の窪地348坪を購入したことから始まった．2名の元患者は使われなくなった鶏舎を作業場兼宿舎とし，養鶏などの事業から開始し，1964年に財団法人の認可を受けるに至った．この運動は最初共同生活をしていた小林個人に健康管理はもとより精神的にも経済的にもその大半を負っていたが，1954年に小林が結婚を機に共同生活から離れた後，その日の糧にも困る生活難のなかで軍手製造，ラジオ修理，スイッチ組立，プラスチック成形など幾多の変遷を経た後，東村山市に場所を移して印刷を中心とする事業へと発展した．なおこの日本リハビリテーション協会*9は1972年に東京コロニーと合併し，その基盤をより確かなものとした．

*9 1955年（昭30）の設立時には「日本レハビリテーション協会」と称していた．

作業療法と後保護

柴田正名が作業療法を後療法に分類していることは，作業療法の治療的効果を評価する木村からすれば異論のあるところかもしれないが，村松晴嵐荘における作業療法はそれを実態に即してみると，作業療法が後保護の問題と深い関わりをもっていたことがわかる．後保護活動は，木村の分類で言えば；

①　医学的管理下における職業補導

②　耐過者の職業斡旋

③　医学的管理下における耐過者の集団的経済生活

などとして理解されているが，このうち，①は作業療法と密接な関わりがあるが，さらに村松晴嵐荘において②から③を含む幅広い後保護活動が生まれた背景としては，そこにおける起点としての作業療法の存在をあげなければならない．村松晴嵐荘における作業療法は，さかのぼれば外気小屋事件によって木村が患者の将来に希望を与えることの重要性を身をもって経験したことに始まるが，それが作業療法を通して患者にも実感され，後保護活動を生む原動力となったことの意義は大きい．作業療法はこの意味で確かに「作業療法指導要綱」にあるごとく精神力，体力の回復を図るうえで大きな役割を果たし，やがて後保護活動を含み，あるいはそれと結びついていくことは，砂原の「後保護を予定しない予防や治療は考えることさえ出来ない」という言葉をまつまでもなく，自然の成りゆきであった．この意味で結核を例にとれば，作業療法は後保護の母体あるいは出発点であり，後保護をまって作業療法に含まれていた社会復帰に向けての努力はようやく実を結ぶに至ったと言えよう

もちろんこれは一療養所で後保護までを含めたすべてを行わなければならない，ということを意味するものではなく，村松晴嵐荘のように療養所がそれを行わなければならなかったということ自体，むしろわが国における障害

者福祉の遅れを表していることは言うまでもない．国立療養所東京病院において結核予防会の規準による安静度 7 度（普通人の 7〜8 分目の生活）の患者が後保護施設が充実してきたため，退院が円滑に進みその姿が病棟からみられなくなったのはようやく 1959 年のことであった．

第10章　新たな化学療法の登場と結核作業療法の退潮

わが国における結核作業療法のそれまでの経験と知識の集大成である軍事保護院による「作業療法指導要綱」が完成して間もない1944年9月5日，米国ではSelman Abraham Waksmanが結核の治療薬であるストレプトマイシン（SM）を発見し，翌1945年9月9日にそれを実際に患者に用い，排菌が停止する効果が認められた．日本は戦時中でこのことを知る由もなかったが，それがやがて戦後の日本に導入されるに至って，従来の結核治療の様子は一変し，作業療法は静かに結核医療の場から退場することとなった．ここではその過程とそれを導いた要因，そこから結核作業療法に関して明らかにされたことについて述べてみたい．

戦後の結核患者の動向と結核対策の進展

戦後の結核作業療法の変遷をたどり，その背景を探るためには，まず戦後における結核患者の動向とその対策をみておく必要がある．戦後の結核作業療法はその推移のなかで大きな変転をたどることとなった．

結核患者の動向

戦後の結核対策や生活環境の変化，新たな抗結核剤の登場などによって，わが国の結核事情にもようやく変化の兆しが訪れるようになったが，この変化は当然戦前からの結核の治療体系と深く関わっていた結核作業療法のあり方にも大きな影響を及ぼすこととなった．ここでは結核死亡者数や死亡率，戦後に開始された結核実態調査の結果などを通してこの変化をみておきたい（表1参照）．

統計が残されている戦中最後の1943年の結核による死亡者数は171,474名であり，人口10万に対する死亡率は235.3という昭和に入ってから最大の値を示していた．これに対して戦後初めて行われた1947年（昭22）の国勢調査によれば結核による死亡者数146,241名，死亡率187.2となっており，1936年に200を越えた数字が初めてそれ以下に減少した．当時はまだ新たな抗結核剤が日本では使われていなかったので，この結果は結核の蔓延によって集団免疫力が高まったこと，結核菌に敏感な者が自然淘汰されたこと，生活環境の改善や結核予防知識の普及などによるものと言われる．その後死亡率は1948年：179.9，1949年：168.9と徐々に下がり，1950年（昭25）には146.4と1900年（明治33年）に結核に関する統計が開始されて以来，最も低い値となった．さらに翌1951年（昭26）には1909年（明42）以来初めて結核死亡者が93,307人と10万人を割り，翌1952年（昭27）には死亡率においても82.2と100を下まわる数字が記録され，その年の5月25日から1週間にわたって結核死亡半減記念運動が催された．

なお，死亡原因における順位をみると，1935年（昭10）から昭和25年までは常に第1位を占めていた結核も，脳血管障害，悪性新生物，老衰，心疾患，肺炎および気管支炎に年を追うごとにその順位を明け渡し，1974年（昭49）には第10位となった．戦前から戦後しばらくにかけて吹き荒れた結核の猛威もここにきてようやく収まる気配をみせるに至った．

結核対策の進展

先に掲げた結核患者の動向に関わるものとして，戦後戦時体制から解き放たれたわが国の結核対策上の進展をあげなければならない．1945年12月1

日，軍事保護院および陸・海軍省は廃止され，傷痍軍人結核療養所36箇所は国立療養所として一般に開放されることとなった．また1947年11月には日本医療団が解散し，それに属する結核療養所93箇所を合わせて129箇所（40,589床）が国立療養所となり，それを中心として戦後の結核医療体制が動き出した．その後，結核問題が依然として国家再建の重要課題であることが改めて認識され，厚生省は新たな結核予防法の策定を進め，法案は1951年3月31日成立し，翌4月1日から施行された．この新法は結核予防対策を重視し，定期検診，患者登録，伝染防止，医療費の公費負担などを規定していた．また厚生省は結核対策の立案に欠かせない結核患者の実態を把握すべく，1953年（昭28）にわが国で初めての第1回結核実態調査を行った．その結果，結核患者の数が292万人であること，そのうち入院を必要とする患者は137万人，結核菌を排出している患者が80万人に達していることなどが初めて明らかにされた．

これを受けて厚生省は1954年に「結核対策強化要綱」を決定し，結核病床を4年間で26万床にすること，後保護施設の増加を図ることなどの方針を決定した．その後の全結核病床数（民間病院と国立病院・療養所を合わせた数）の変化をみると，1956年（昭31）にはついに252,803床に達し，ほぼ計画に沿って施設の整備が進んだ．なおこの年の国立結核療養所の数は全部で183施設となり，過去最高を記録した．しかし，結核患者が次第に減少するとともに，その病床利用率は1953年（昭28）の98.0%をピークに毎年2%程度の減少を続け，1960年（昭35）には83.1%までに低下し，結核病床の空床が目立つようになった．

このため国立結核療養所の精神療養所への転換が1961年（昭36）から始まり，1961年1箇所，1963年1箇所，1967年1箇所，1974年4箇所の転換がなされた．これは形の上から言えば1917年（大6），わが国最初の公立結核療養所として大阪市立刀根山病院が設立されて以来，戦前戦後を通じて長い間日本の結核対策の最大の課題となっていた結核療養所の建設が，ついに一応量的にはその目的を達したことを意味するものであった．そしてそれと共に結核作業療法を取り巻く環境にも大きな変化が訪れるようになった．しかし作業療法を含む結核治療のあり方に，直接多大の影響を及ぼしたのは新たな化学療法の出現であった．

結核における新たな化学療法の登場

1957 年刊行の日本における結核病学の最後の集大成となった『日本結核全書』(1) 6 において，砂原は化学療法時代の治療をそれ以前の結核治療と対比させて「化学療法はもはや補助的療法ではなく独立した強力な治療法として全症例の上に広く覆いかぶさっている」とその影響がもはや動かし難い事実となったことを認めている．ここでは砂原に従い，結核作業療法の行方を大きく左右した結核化学療法の発展を 3 つの時期に分けてふりかえっておきたい．

第 1 期：ストレプトマイシンとパス（昭和 20 年代）

結核における化学療法発展の発端となったストレプトマイシン（SM）が，連合軍司令部の指令によって日本に最初にもたらされたのは，終戦から間もない 1948 年 12 月のことであった．しかし SM の国内での製造の許可は 1950 年 10 月にまでもち越され，それからわが国おける本格的普及が始まった．

この SM 登場の意義について砂原は「化学療法の可能性がストレプトマイシンによって証明された」と述べている．事実 SM とはまったく別に抗結核薬として 1944 年にスウェーデンで Lehmann によって PAS（パス）が発見され，これも 1946 年には実用化された．この PAS は 1950 年にわが国において SM と共に社会保険の給付対象となり，これを機に結核に対してこれらの薬剤が広く用いられるようになった．また薬剤耐性を防ぐため SM + PAS の併用療法が考案され，従来疑問視されていた結核の化学療法がようやく昭和20年代後半になって結核治療の確かな方法として認められるようになった．そしてこれらの薬剤に続いてさまざまな抗結核薬が堰をきったように開発されていった．

第2期：ヒドラジッドと三者併用（昭和30年代）

第一世代のSMやPASに続いて，特に世界的に大きな反響を呼んだのはアメリカの製薬会社ロッシュとスキップによるヒドラジッド（INH）の発見であった．厚生省では1952年6月30日にINHのわが国での製造を許可したが，この薬剤の結核菌に対する効果はPASをしのぐと言われ，これによって化学療法における「一つの大きな飛躍があった」と砂原は評価している．こうして昭和30年代になるとそれまでのSMとPASの併用からさらに一歩進んで，INHを同時に使用する三者併用が，耐性菌の出現を防ぐうえでより効果的なことが内外の無作為化試験でも証明され，その普及が進んだ．その結果，1957年には化学療法を受けた入院患者の数は54,740名と全体の92.9%（前年79.3%）に達し，化学療法は結核治療の中心として確固とした地位を占めるようになった．

第3期：リファンピシンと結核短期療法（昭和40年代）

SM・PAS・INHの三者併用は結核治療における化学療法の効果をさらに高めるものであった．たとえばINHとPASの併用では患者の菌の排出が陰性化する割合は70%程度であったものが三者併用では90%にまでになった．しかしそれらの薬剤に対して耐性が生じ，効果が失われた残りの10%については決め手となる抗結核剤がなく，しだいにこの領域に関しては化学療法も停滞を余儀なくされるようになった．そこに1965年（昭40）イタリアで開発され，日本でも1966年に厚生省の治療指針に採用されたリファンピシンが新たに登場した．この薬剤はそれまでの薬剤に耐性のできた菌にも著明な効果を示し，従来の化学療法でも外科療法でも解決できなかった多くの症例が治療可能となった．その結果，結核作業療法はついにその活動に終止符を打つこととなった．

戦後の結核作業療法の変遷

戦後の化学療法は結核治療のあり方に大きな変化をもたらし，その結果従来の自然治癒力にもとづく大気・安静・栄養療法と作業療法は結核治療の表舞台からはしだいに遠のくこととなった．これは特に砂原の言う化学療法の歴史における第 2 期，第 3 期において著しい．しかしそれまでの間，しばらくは作業療法にもさまざまな期待が寄せられ，その可能性が追究された時期があったことは注目されてよい．ここではそれらの動きをまとめ，わが国におけるリハビリテーションの礎となった作業療法の戦後をふりかえっておきたい．

結核作業療法への関心の高まり

戦前・戦中を通じて「作業療法」という言葉を用いた論文はあったが，単独の著作は無かった．しかし戦争が終わると作業療法をテーマとした著作がしだいに発刊されるようになった．これまで知られているところを刊行順に再び記せば；

1946 年 7 月：姉崎卓郎　『作業療法』（水谷書房）

1946 年 9 月：木村猛明『肺結核の歩行作業療法』（東西医学社）

1948 年 7 月：佐々木順造『肺結核の作業療法と職業編入』（自然療養社）

1952 年 3 月：砂原茂一，長沢誠司『肺結核歩行作業療法の実際』（研究書院）

などがあげられる．特に終戦直後に出版された最初の 2 著作は作業療法について担当者や経験者が，戦後の再出発にあたってそれを一般読者に広めようとする熱意が伝わる．たとえば姉崎の『作業療法』は冒頭に「軽快結核患者にとって作業療法こそ再起への唯一の活路である」との言葉を掲げている．また木村も『肺結核の歩行作業療法』において「最近数年間戦時中傷痍軍人療養所に於ては主として余等の方法に基づき，広くこれが実施を見るに至った．又終戦後日本医療団に於てもその管下療養所一般に，その実施を計画し，数次に渉り著者等の意見を徴せらるるに至り，作業療法に関する具体的記述は，最近益々その必要性を高めた如くである」と作業療法が戦後においてより必要とされ，その期待に応えるため本書を著したとしている．

これに対して佐々木の『肺結核の作業療法と職業編入』は傷痍軍人の社会復帰に重要な役割を果たした作業療法が，それを支える傷痍軍人援護制度が失われた戦後においても，受け継がれてほしいとの期待を込めて退職後に書かれた著作であり，いわば過去の作業療法の総決算と将来への希望を託したものと言える．

さらに砂原と長沢の『肺結核歩行作業療法の実際』はその題名の示すように，一般病院，保健所の関係者や開業医が肺結核回復期患者を指導し，作業療法を処方するために書かれたものであり，当時（1952年）は化学療法が開始されたばかりであり，作業療法への関心や期待もまだ高かったことがうかがわれる．そしてそれに応えるかのように，終戦前後の職員の応召，食糧難などの危機が過ぎ去り，療養所も落ちつきを取り戻すと共に，結核作業療法にもまた復活の兆しが訪れるようになった．

たとえば戦後においても作業療法が積極的に行われた施設として北海道第一療養所，宮城療養所，村松晴嵐荘，千葉療養所，神奈川療養所，清瀬病院，東京療養所，村山療養所，天竜荘，愛知療養所，春霞園，広島療養所，福岡療養所，などが知られている．これらはほとんどが元傷痍軍人療養所であり，戦後の作業療法は傷痍軍人療養所の消滅の道づれとなることなく，後保護活動とも結びつきながら，再び活発に行われるようになった．その状況について砂原は1953年3月の調査において166箇所の国立療養所のなかで，多少とも作業患者を収容している施設の数を70箇所としている．しかし，このような作業療法のいわば最後の輝きとも言うべき時期に，改めて作業療法の適応や効果，目的などについての医学的側面からの検討が本格的になされるようになったことは注目に値する．これは結核作業療法の歴史において，すでに東京市療養所の田澤の着手した課題ではあったが，組織的になされるのは初めてであった．

結核作業療法の医学的検討

結核作業療法は万能ではなく，その役割や適応も決して無限ではありえない．これは自明のことである．戦後，結核作業療法に関わるいくつかの医学的検討によって，結核作業療法はその歴史上初めて科学的にその役割が明らかにされ，その目的が適正化されることとなった．

微量排菌者の問題

結核作業療法が戦後も継続して各療養所で実施されるなかで，治療面でしだいに問題とされるようになったことは微量排菌者の存在であった．これは東京療養所長の砂原が 1947 年以来注目してきた問題で，安静中は培養陰性が相当続いても，作業療法を始めると微量排菌（培養陽性）になるものがあり，そのような場合には培養陰性であった者と比較して退院後 1～3 年の遠隔予後に大きな差，すなわち再悪化率において 4 倍の差が生じるというものであった．

ただ，培養陽性といってもその排菌の程度には量の違いがあるので，どの程度の排菌量が病状に影響を与えるかについては，さらに詳細な調査が必要とされ，この問題を検討するため作業療法に熱心な 23 施設の関係者で作業療法研究会（班長：神奈川療養所長上島三郎）が結成された．この研究会では最終的に合計 455 例の作業療法患者についてその菌検査やその他のエックス線像などとの比較が行われた．その結果，悪化例はエックス線像で異常を認める 2 週間ないし 6 カ月前から菌検査で異常が生じることがわかった．その結果，作業療法実施中の培養検査は病状を判定する敏感な指標で，これを綿密に行うことにより悪化を未然に防ぐことができ，治癒判定の手段として作業療法による作業負荷の意義が認められる，との見解が示された.

治癒促進効果の検証

作業療法が直接病巣の治癒を促すという木村の「刺戟理論」は，戦時中は傷痍軍人療養所においてそれがいわば公式の理論として採用されていたこともあって，詳しい検討はされてこなかった．これに対して戦後しばらくして砂原はこの理論に対して疑義を呈し，また作業療法を積極的に実施していた広島療養所長の藤井実は1963年と1967年の2回にわたってその効果について臨床的メスを加えた．その結論は「作業療法には治癒促進的効果は認められなかった」というものであり，戦前における田澤の検証結果（1934）と合わせて考えると，作業療法の結核に対する直接的治療効果はほぼ否定されるに至ったとみてよい．その結果，戦後における結核作業療法は自らの役割をより明確に，あるいは限定し，その存在意義は狭義の医学的効果以外において求められることとなった．次に触れる戦後に登場した「実施方針」には，以上のような作業療法に対する医学的立場の反映をみてとることができる.

「国立療養所における作業療法実施方針」（1956年）

戦後に出された結核作業療法に関わる指針としては「国立療養所における作業療法実施方針について」（以下「方針」と略）と題された1956年の厚生省医務局長通知がある．ここでは，軍事保護院での最後の指針となった「作業療法指導要綱」と戦後10年余りの時を経て作製された「方針」を比較しながらその違いとその意義について明らかにしておきたい.

定義

「方針」における作業療法の定義は「臨床的に病状が沈静停止した患者に

対し，適切な処方の下に，筋肉労作を行わせて，肉体的精神的治癒の促進を図る治療法であり，その過程において治癒の程度，作業能力を併せて判定し，社会復帰を安全にするものである」（下線筆者）とされている．これを「要綱」の「入所中の患者に一定の作業を課し速に其の精神力，体力の恢復を図り以て治療効果を促進すると共に自己の病態に適する正しき生活方法を会得せしむるものなり」と比べると，「要綱」が作業療法の目的に患者の退院後の生活指導をあげているのに対して，「方針」では治癒と作業能力の判定をあげ，その診断的意義を強調している違いがある．この両者の基本的立場の相違はさらに「方針」における「患者の選定」「作業種類」においても反映している．

実施患者の選定

作業療法対象者の選定において「方針」と「要綱」の最も大きな違いは，「方針」では作業療法を実施する場合として「患者の病状，治療方法，経過及び社会復帰後の生活条件等からみて，退所後再発の危険が大きいと思われる者を選んで行う」（下線筆者）としていることである．これは「方針」が単に作業療法が可能であるということだけでなく，再発危険者を対象に「鋭敏な負荷試験」として作業療法を捉えているからに他ならない．ここではかつて結核作業療法に求められた，社会的意義あるいは「有益な点」は影をひそめ，その座を治療の補助としての役割に譲っている．

作業の種類

作業の種類に関しては「方針」はただ「歩行および軽作業とする」とのみ記し，その条件として「(1) 作業量の測定及び指示が容易であること．(2) 特殊設備や専門的技術指導を要することが少なく容易に実施できるもの」をあげている．これは「要綱」の「農園（養畜を含む）並に木工，機械作業場に於ける作業に重点を置くこと」および「各自の作業種目は病状及退所後の職業を考慮し之を決定すること」と比較すると作業選定に際して退所後の職業への考慮がはずされ，その内容においても歩行など，より簡易なものを重視する傾向が強いこと，などが特徴としてあげられる．これは「方針」が作業を「負荷試験」として位置づけていることによる必然の結果と言える．

意義

全体としてこの「方針」は，それ以前の作業療法に認められた就労準備のような社会的役割にはあまりふれられず，それにかわって治癒の程度を判定する手段としての作業の医学的意義が強調されている．これは結核治療の中心が大気安静栄養療法から化学療法に移行したことの影響と考えられるが，この手段としての作業を行う必要性が乏しくなった時，作業療法はその治療の場から退場を余儀なくされることとなった．

結核作業療法の退潮

作業療法が昭和初期に当時結核療養の中心であった東京市療養所で社会復帰の一助として試みられ，やがて軽症患者が比較的多かった傷痍軍人療養所において発展をみた背景には，作業療法が必要とされる結核という疾患に特有の問題があった．砂原はそれを，①再発が多いこと，②経過が長いこと，③病巣の治り方の程度を臨床的に的確に摑みにくいこと，の3点にまとめている．しかし，わが国における化学療法の発展は結核からこれら問題の多くを取り除き，死亡率の減少と入院期間の短期化として現れるようになった．「国立療養所における作業療法実施方針」(1956年）はそこに至る過渡期の産物と言えよう．治りにくい病気を前提に始められた結核作業療法は，少なくとも治すことのできる病気となった時代の訪れと共にその使命に一応の終止符を打つこととなった．

ここでは，戦前と戦後に結核作業療法の発展に大きな役割を果たした東京病院と村松晴嵐荘の2つの代表的施設における作業療法のその後についてふれておきたい．

国立療養所東京病院

終戦直後，農村出身の患者の大半はあまりの食料不足に帰郷したが，都内出身の傷痍軍人の多くは帰る家も失われ，療養所も食料が不足し，収容者は一時600名以下となった．そして残された患者は職員と共に農耕地や山林を活用して芋や麦の生産，養豚や養鶏を行うなどして飢えをしのいだ．また一方，経済の混乱による生活条件の悪化は結核の蔓延を招き，患者を収容隔離する必要があったにもかかわらず，職員の不足で対応できない状況が1949年頃まで続いた．しかしその頃より進駐軍の救援物質や結核患者に対する米の特配などが開始されるに及んで入所希望者が増え，また職員の復員などにより，療養所の機能も次第に回復するようになった．

作業療法に関しては，1949年から開始された化学療法によって治療面での患者死亡率の低下，治療期間の短縮など，そのあり方に関わる大きな変化が生じた．

たとえば東京病院では，1948年（昭23）の結核による死亡率は12.8人（患者100人あたり）であったものが，化学療法（ストレプトマイシン）の使用開始と共に1949年（昭24）には7.8人に減少し，さらに翌1950年（昭25）には4.9人と2年間でほぼ3分の1になり，さらに1951年のパスの使用開始と共に2.8人に減少し，1952年のヒドラジッドにより1.8人と2人以下にまで低下し，全体的にみるといかに化学療法によって結核が特殊な病気から普通の病気に近づいているかがわかる．

また死亡率はあくまで結核による最終的な転帰を示し，その経過や退院した場合の状態を直ちに指し示すものではないが，化学療法はさらに療養所における患者の菌の排出状況や療養期間についても大きな変化をもたらした．たとえば入院時に菌陽性（菌排出）であったものが退院時に陰性化した率は，1949年の27%に比べ，3年後の1952年では2倍の54%となり，化学療法が大きな効果を上げていることがわかる．さらに，入所後15カ月以内の死亡率と入院後1年以内に外気に移り，作業療法を行うまでに到達した患者の割合をみると1949年では死亡率10%，外気入班率13%であったものが，1952年には死亡率4.5%，外気入班率39%となり，化学療法の本格的使用によって結核が従来より短期間で治癒に達し，外気に移り，より早い時期に作業療法を始めることができるようになった．ただし，それと共に治癒困難なさまざまな患者の問題もしだいに浮上するようになってきた．たとえば作業療法を行いつつ化学療法を継続していたにもかかわらず，再悪化する者（菌陰性が陽性に転じたもの）は1958年に至っても依然として5.9%を占め，これらの患者においては呼吸機能低下の問題が浮上してくることとなった．当時作業療法を担当していた千葉胤夫はこのことから作業療法の化学療法下における意義として，①治癒の程度を計る負荷試験，②治癒したにもかかわらず肺機能が低下したものに対する労働能力の改善，の2点をあげている．

しかし，全体を通してみれば，リファンピシンのような新抗結核剤の登場により，速やかに軽快して直接外来治療に移行するものが多くなり，またそのような患者は作業療法による負荷試験を行っても菌陽性になる率が極めて低いことから，しだいに作業療法の必要な患者も少なくなった．これを患者の動向でみると，歩行作業患者は男子は2名ずつ，50棟余りの外気小屋に収容されていたが，心肺機能低下者が増えるに従い，寒冷時に気管支炎などを併発するものが多く，またその看護治療が支障をきたすようになったこともあって，1966年（昭41）4月をもって外気小屋の患者は病棟に全員が収容されることとなった．この時をもって28年間の歴史を刻んできた外気小屋はその役割を終え，2棟のみが記念として残されることとなった．

村松晴嵐荘

最後に，国立療養所における作業療法の歴史的原点であった村松晴嵐荘における戦後の作業療法の行方に触れておきたい．

村松晴嵐荘は患者数に示される病院の規模は東京病院に及ばないが，戦後の患者死亡者数と死亡率の推移および抗結核剤の投与の状況はほぼ東京病院に準じていたとみてよい．ただし投与された薬剤の量は1950年を例にとると東京病院が1,222名の患者にSMを10,810gを投与しているのに対して，村松晴嵐荘では925名に対して1,644gであり，1人当たり投与量の平均は東京病院の8.8gに対して村松晴嵐荘では3.2gと半分以下にとどまるなどの違いがある．しかしそれぞれの薬剤の使用が開始された時期はほぼ同じで，その治療環境は同じ国立療養所としてほぼ等しかったとみられる．

ただし村松晴嵐荘の『開荘二十周年誌』(1955)には作業度別の参加者および退所者に関する資料が残されており，化学療法の進展が作業療法に及ぼした影響を具体的に知ることができる点において貴重である．以下その資料の示すところによって作業療法に及んだ変化をみてみたい．

まず全体の傾向を示す死亡率であるが，村松晴嵐荘においては1950年になると死亡率の低下傾向がはっきりと現れ，SM，PASの併用，さらにINHの3者併用によって1954年には2%台にまで低下している．この値は東京病院の値よりやや高いが，それでも化学療法導入以前の1948年の値と比較すると5分の1の低下が認められた．

また作業度別参加者の変化においては，明らかに1949年つまり化学療法開始以後で甲組と乙組を合わせた中等度作業の参加者が減り，一方，軽作業1度の参加者が増えていることが注目される．すなわち退院時における最終作業度別人員では，1949年以降は中等度作業を終えて退所するものが皆無となり，かわって軽作業，そのなかでも初期の2度や1度の段階での退所者が増大している．これは東京病院の場合と同じく，菌の陰性化が早期に達成され，作業療法の全過程を経なくとも，退院の目途がたつようになったことによるものと思われる．

こうして化学療法の導入と共に，作業療法の中心は厚生省の1956年の「作業療法実施方針」の指示を待つまでもなく歩行・軽作業へと移行していった．さらに軽作業中心の作業療法もやがて化学療法の効果が増すにつれて，東京病院の場合と同様に治癒が早く確実となり，作業療法を用いて再発防止のための管理を行う必要性が乏しくなった．また社会情勢の好転により，結核患者の退所後の社会の受け入れも進み，職業補導の必要も少なくなったこともあり，1935年（昭10）以来38年にわたり歴史を刻んできた村松晴嵐荘の作業療法も，1973年（昭48）春についにその幕を閉じることになった．その間作業療法を経て退所したもの，2,183名を数えた．そしてさまざまな波紋を投げかけながら，日本の結核医療に社会復帰への本格的取り組みを促すきっかけの舞台となった外気小屋は築40年の風雪に痛みもひどく，翌1974年（昭49）に撤去されて今はその跡形もない．

第 11 章　最後の寄与
―野村実と転換療法

結核作業療法の歴史をふりかえると，そこに傷痍軍人療養所を中心とした作業療法の大きな流れを見出すことができる．この作業療法は主として職業療法を重視したもので，今日のリハビリテーションの原型の一つと言うことができる．したがって本書においても，主としてその流れにそって結核作業療法の変遷とその背景をたどることにその主眼をおいてきた．しかしそうであっても，結核作業療法を傷痍軍人療養所における作業療法のみで語ることは，その他の貴重な活動を顧慮すれば，片手落ちの感を免れない．ここで触れる転機作業と転換療法はその一例であり，結核という病がいかに人々の心と身体に多大の影響を及ぼし，精神的配慮が結核医療においても欠くことのできないテーマであることを示すものであり，それに対する作業療法の役割の重要性を物語るものである．

結核療養と人生

結核が長期の療養を要すること，場合によっては一生にわたる問題であることは，戦前の療養書が多かれ少なかれ触れているところである．これについては，以前第 3 章でもとりあげたが，ここではもう少しこの点に言及し，結核療養が患者の身体面にとどまらず，さまざまな問題を投げかけていたことについて考えてみたい．

結核の重荷

まず結核は戦前においては急性伝染病と異なり，患者の生活はもとより，生き方そのものにまで多大の影響を及ぼす疾患であったことを銘記しておかなければならない．

筆者も20歳の頃，結核にかかり，1969年から1970年にかけて6カ月の短期間ではあったが東京病院で療養所暮らしを経験したことがある．しかし，化学療法が定着していたその時代でも，過去に幾度となく自殺を図った患者に会い，筆者の退院後に自殺しあるいは精神的に異常をきたした患者の話を伝え聞いたりもした．ましてや，戦前の福祉制度も効く薬もない時代での結核患者の心の苦しみは想像を絶するに余りあると言わなければならない．たとえば，南知多共生園の患者の一人である「恭三」は『青空』(1932) に次のような詩を寄せている．

あつい恵みの療養よりも　まめで貧乏でくらしたい
人に嫌われ哀しいやまひ　悲観したとてなおりゃせぬ
たのしい浮き世に悲観やぐちは　言うまいとかくなり行きに
すべて前世の約束事と　思えばかないし事もない
泣くななげくな笑ってくらせ　笑う門には福の神

これに対して医学はいまだ自然療法を超える方法を見出せず，東京市療養所医師であった柴田正名がその『結核の療法』(結核予防会編，1942) の結語で「以上で，簡単ながら結核療法の全般についての記述を終わった．恐らく読者は結核療法なるものの余りに平凡で常識的なのに驚かれ，或いはむしろ失望せられた事と推察する．真に結核には，いわゆる起死回生を如実に思わせる様な派手な療法は，少なくとも医学の現段階では求めても見あたらない．唯一つの生を育む大自然に順応し，その力を頼みとする，地味なしかししっかり足の地について方法でやって行くの外は無い」といった苦しい状況に置かれていた．したがって，多くの患者はいったん結核にかかれば，いつ終わるとも知れない厳しい療養生活に身を削りながら耐えなければならなかった．

結核と療養精神

結核が生活全般あるいは人生に対して深刻な影響を及ぼすことは，一方で生活や生き方を変えなければならないとする考え方をも生み出す一因ともなった．そのいくつかの例はすでに永井秀太や小田部荘三郎の「作業をとり入れた療法」の紹介においてふれたところであるが，ここでは傷痍軍人療養所における作業療法がすでに広く行われていた時期におけるその例をみておきたい．

たとえば，実業家で 1916 年（大 5）にロンドンで 31 歳の時に喀血し，その後サナトリウム療法により結核を克服するに至った茂野吉之助は，その『サナトリアム六講』(1942) で結核に対する療養態度についてふれ「(結核は) 回復した後もかなり長い間は生活方法を注意せぬと再発する誠にしぶとい病気であります．しかし，その処が結核病の悪しむべき点であると同時に，また，価値のある点なので，この特徴がある為に，我々は従来の生活の誤った点を正す必要を促され，生活改善を余儀なくされ，その結果，衛生的新生活に入ることが出来て，従って長寿延命を楽しむ事が出来るのです」(下線筆者) と述べ，結核に対する正しい療養が同時にそれまでの生活を修正し，健康的な生活をもたらす契機ともなりうること，すなわち「災い転じて福となす」ことを主張している．

また浅野明もその『最新必治　自然療法』(1940) において「肺病とは天意に背き，自然を無視した生活者に，神が与えた刑罰であるといってよい」という立場から「肺療養の道は人間本来の自然生活へ復帰するにある」とその療養の真意について述べている．この，浅野の立場は先の茂野の客観的立場に較べて，より宗教的色彩が濃いが，結核療養生活が単に疾患を治すということだけに止まらず，より積極的に望ましい生活に入るきっかけともなりうることを主張する点で一致している．これは逆に言えば，結核という病がいかに人々の心を脅かしていたかということの現れでもあり，それだけ強い気持ちと治癒への確信がなければ，結核療養生活を全うすることはおぼつかない，ということをはからずも示している．浅野も彼の 4 大療則の最初に「強い精神力」を掲げ，それを特に強調している．この他，肺結核の療養あるいは養生心得に類するもので，心身の安静の重要性と闘病精神に言及しないものは，ないといっても過言ではない．しかし問題はそれを具体的にどのようにして実現するか，ということであった．

作業による精神的アプローチ

先に戦前の結核療養に関して精神的問題が重視されていたことにふれた．しかし具体的な点になると，多くは心構えを説くだけで，いささか心もとない．しかし，この結核療養における重大な課題をめぐって，そこに作業を役立てようとする立場が傷痍軍人療養所における結核作業療法と並行して出現したことは注目に値する．これは，結核作業療法が決して職業療法一辺倒ではなく，さまざまな潮流をすでに含んでいたこと，すなわち結核作業療法が多様な要素からなる一つの世界を成していたことを示している．

高亀良樹の「転機作業」

高亀良樹は医学博士で先の茂野，浅野と同じく結核に対して自然治癒力の役割を高く評価し，自然療法を基礎とする指導方針をとっている．しかし，その立場はただ精神修養を叫ぶにとどまらず，具体的に患者の立場に立った実践的指導を旨としているところにその特色がある．

高亀はその『結核患者のこころのととのへ方』（自然療養社，1946）のなかで，まず生涯の5分の1あるいは3分の1を費やす闘病生活における心構えの重要性を指摘し，さらに「療養途上に於いて必要なるものは，栄養，日光，空気，薬餌，病患部の安静，精神の平静，この六カ条である．その内でも精神の平静ということは，他の五カ条の全体を一束にしても尚及ばないほどの重大なる意義を有するものである」として，精神の平静の重要性を強調している．これは高亀にあっては，あくまでも肺結核の療養に最も必要な安静との関連において主張されているところであるが，ではそのような安静と作業は彼においてどのように結びついているのであろうか．

このことについて高亀は次のような事実を指摘している．「安静ということは身体を動かさないことである．手も足も動かさず静かに落ちつくことである．さて，そのようにして安静の徹底を期そうとすれば，どうも退屈で仕方がない．我々は眠りより覚めている限り，何か働きをやっていなくては，とても無聊でやり切れない．そうなって来ると動き始めるのは心である．心は無聊を中心としてまず動く」．そしてその結果，彼によればさまざまな不安にさいなまれ，患者はついに「見苦しい取り乱した姿を横たえねばならない」というところまで陥り，病気はさらに進行することとなる．

これに対して高亀が提案していることは，単なる慰安や精神講話ではなく，そのような収拾のつかなくなる手前で無聊の生活を補い，心の動きを「一つのまとまった仕事の上に注がすようにする工夫」，すなわち「乱れたる又はまさに乱れんとする心境の整理」を目的とした作業の導入であり，彼の言葉によれば「転機作業」ということになる．

ただし，この場合の作業は彼によれば，従来の「患者に運動が許されるようになってから，各々その許される範囲において種々の作業を営む」とされる結核患者の作業療法とは異なり，運動の許されると否とを問わず行われることから，その種類は極めて軽い手先の作業に限られる．しかし，それを工夫すれば，十分に仕事の喜びと生きている実感を感じとることができるというのが，彼の主張である．

これを以前の慰安や，小田部らの「作業をとり入れた療法」と比較すると，作業の精神的意義を強調することにおいては共通するが，高亀においてはそれが治療上の要件である安静をむしろ促進するものとして，より早期の導入が求められ，能動的・積極的な意義が与えられていることに注意しなければならない．またすでに実施，普及が進んでいた傷痍軍人療養所を中心とするそれまでの作業療法に対して，その立場の違いを鮮明にしていることもその大きな特徴である．すなわち結核が時として患者に身体的，経済的，社会的困難をまねくのみでなく，精神的にも重大な困難をもたらし，これに対する特別な配慮が必要なこと，高亀がそこにおける作業の役割の役割に着目したことは，結核作業療法の可能性をさらに拡げたものとして重要であろう．そして，さらにそれを一歩進めて，より積極的に作業のもつ人格的意義を強調した立場が野村実の転換療法であった．

野村実の転換療法

野村実は 1901 年，東京に生まれ，1925 年に九州大学医学部を卒業した後，福岡市立屋形原病院の副院長を勤め，そこを退職して 1934 年（昭 9）に東京府北多摩郡砧村に病床数 7 床の野村医院を開設し，以後 17 年間にわたり地域で結核患者と生活を共にしながら結核治療にたずさわった．その後 1951 年から 1970 年まで東京白十字病院（1956 年に白十字村山サナトリウム園と改称）に院長として在職し，療養所の発展と転換療法の発展に寄与した．その結核作業療法に関する最初の論文は「肺結核患者の作業療法」(1932) として『結核』誌上に名を留めているが，それ以降はとくに論文・著作などもなく，ようやく白十字病院長に就任してから後の 1958 年（昭 33）に『労働と結核』誌上に「転換療法の実績―人間性で貫く結核作業療法」と題する論文を発表し，転換療法なるそのユニークな実践を世に知らしめた．その論文を含むいくつかの論考は『診療の眼』（川島書店，1970）に収録され，私たちはそれを通して彼の実践とその思想的背景をうかがうことができる．

安静と無為

野村は彼の療法の中心あるいは出発点を従来のサナトリウム療法の第一義を占めていた安静においている．しかしその内容は通例とはやや異なり，野村独自の意義がこめられている．たとえば野村の論文が発表された当時の国立療養所における安静度表をみてみると，その3度は室内生活を意味し，大便は便所で行うが他は排尿を含めてベッド上で行うように指示されている．また4度は病棟内生活が許され，洗面所，食堂の利用，週1回の入浴が可能となるが，必要な時以外は依然としてベッド上での生活が求められる．これに対して作業療法が許されるのは少なくとも安静度6（歩行作業による体力調整）以降であり，それまで患者はラジオを聞く，本を読むなどの活動が許されるにすぎない．

野村が，先の安静の主旨からして着目するのは，その作業療法以前の実際は無為と倦怠のいかんともしがたい時期において，安静を乱さない程度の，たとえば疲労やエネルギー代謝に影響を及ぼさない範囲での精神作業や手先の作業を実施できないか，ということであった．その背景には「人間の精神は緊張と弛緩の反復を必要とする．一方のみを連続することは不可能である．安静という精神の弛緩を有効にするために，少しの緊張が必要である」とする考え方がある．

野村にとって安静は重要ではあるが，問題は安静が単なる無為に陥り，人間としての尊厳が失われることであった．そしてその真の安静すなわち心の平安は，有意義な安静すなわち適度な作業のなかにこそ見出されるというのが彼の主張であった．

転換療法の真意

転換療法において，作業を用いる意義は身体的あるいは職業的理由であるよりも，むしろ療養生活から生じる「無為の空虚，自らを無用と感ずる精神的空白」に対する精神的影響あるいは人格的意義において見出される．野村は「それ（作業；筆者）は体力の訓練や職業習得とは目的がちがう，賃金と関係なく，それ自身大きな意義を有している」とし，療養生活においてこそむしろ継続されるべきものと考えていた．これは野村が長期療養者の「無情で，無感覚な，受動的態度」に働きかけ，「自ら思考し，決断し，自由かつ確固として立つ一個の人間」の実現を目指していたからであった．作業は彼にとってそのための最良の手段であり，その適用は一部の回復期患者にとどまらず，広く結核による肺機能不全者，あるいは回復の望みのない慢性病者にまで及び，その生活に生きる喜びと望みをもたらすものとみなされていた．この意味で私たちはその作業療法を「人格的作業療法」と名付けることもできよう．野村が彼の実践を作業療法と呼ばずに，特に転換療法と名付けた真意もそこにある．

転換療法の実際とその結果

転換療法が必ずしも社会復帰だけを目標とするものではない，ということは療養者一人一人の人間性を尊重したその進め方にも示されている．ここで，その内容を羅列することは避けるが，その原則は，医師の監督のもとに，患者にできるだけ作業への興味をもたせ，患者の自主性すなわち人間性を尊重するというもので，今日においてはとりたてて目新しいものではないかもしれない．しかし，それを実現するため，野村はできる限り多種多様の作業を用意し，またそれが社会的にも評価されるように種々の工夫を重ねていた．これは戦後，作業療法が国立療養所においては負荷試験として位置づけられ，作業の内容が次第に単純化していったのとは対照的である．

たとえば，野村が白十字村山サナトリウム園において 1954 年から実践した転換療法においては，費用の原価計算をすませたものだけでも教育作業（読書，英語，珠算など）と手工芸作業（各種手芸，らくやき，木工，ラジオなど）を合わせて 18 種目を数え，重症者に対してはベッドでの巡回指導も行われていた．また行う種目は患者と医師の話し合いによって決められ，医師は時間を定めて作業カードに記入し，それに患者が実施状況を記載したものを月末に主治医に提出するようになっていた．これらは野村がいかに転換療法の意義を実地に示そうとして，真剣にこれと取り組んでいたかを如実に物語っている．ただし，その効果の検証については，目的が精神的なもので測定が困難であり「作業開始後精神的安定を得て病状の軽快を認めた例は少なくない．ただ非作業者との比較が困難である」との結論にとどまり，この種の問題に絶えずつきまとう困難さを示している．

転換療法の影響

文献的にみれば，野村が最初に「転換療法」なる言葉を用いたのは1956年の論文「重症肺結患者の Beshäftigungs-therapie」にさかのぼることができるが，この時すでに結核治療の中心は化学療法に移行していた．また同年に国立結核療養所の数は183箇所，公立私立を合わせた病床数は25万余りに達し，結核医療は量的にはその頂点にあった．しかし，これ以降患者数の減少と結核病床の転換が進められ，結核医療は量的には縮小の一途をたどることとなった．

全体としてみれば，野村の転換療法はそのような趨勢のなかで，必ずしも注目をあびることなく，結核の退潮とともに静かにその幕を下ろしたと言えよう．しかし時期的にみれば転換療法が登場してきた1954年以降は，また肺機能低下患者や治癒困難な耐性菌保持者など，転換療法の適応が認められる慢性期の問題がしだいに浮上してきた時期でもあった．したがって，量的には多くは無かったが，たとえば東京病院においては1965年頃まで作業療法（安静度6以降）を始める以前の安静度4の患者に対しても転換療法としての作業が行われていた．また三豊療養所（香川県）では1961年以来特に熱心にこれに取り組み，同療養所が1962年に行った全国調査では，国立療養所の1割にあたる13施設でこれが実施されていたとされている．これを多いとみるか少ないとみるかは意見の分かれるところであろうが，野村の転換療法が一定の療養所において支持され，評価を得ていたことは銘記されてよい．

しかし，その転換療法も患者の在院期間がさらに短くなり，結核が以前ほど深刻な不安を及ぼすことが少なくなるとともにその必要性も薄れ，結核作業療法の最後の輝きとも言えるその活動にもやがて終止符がうたれることとなった．

終章　結核作業療法の語りかけるもの

結核作業療法の歴史的意義

今日，結核作業療法はその姿をほとんど現実にも歴史のなかにも留めていないといっても過言ではない．それは歴史のなかに忽然と姿を現わし，幻のように歴史のかなたに去ってしまった感がある．もちろん，これは結核作業療法が何も後世に残さずにその役割を終えた，ということを意味するものではない．戦前における保健医療上の最大問題であった結核に対してなされたさまざまな施策のなかで，今日でも重要な役割を果たしている例は多い．たとえば学校における健康診断の実施や保健所制度などには，かつての結核対策のなごりをみることができる．あるいは結核作業療法が及ぼした影響としては，アフターケアの重要性が認識され，ついには内部障害という新たな障害分類の創設に至ったことをあげることもできる．

しかし，結核作業療法がそのいばらの道を歩みながら達成した歴史的意義は決してそのような形あるものにとどまるものではない．その最も重要な歴史的意義はわが国が結核という疾患を通して，急性伝染病とは異なる新たな社会的疾患と向き合い，その解決を模索するなかで，医療と社会の深い関わりのなかから，結核作業療法という新たな思想と実践を生みだしたことではないだろうか．この意味で結核作業療法は決して作業療法の歴史の一部であるより，まず結核の時代におけるわが国の医療実践が切り開いた新たな地平の最も核心的部分として位置づけられなければならない．したがって，結核作業療法の歴史的意義を明らかにするためには，どうしてもその背景となる「結核の時代」について簡単ではあるが，ふりかえっておく必要がある．

「結核の時代」

「結核の時代」を統計の面からみれば，1900年（明33）の結核統計の実施以降で結核死亡率（人口10万人対）が初めて200を超えたのが1905年（明38）であり，終戦までほぼ200前後を維持し，戦前結核統計の最後の年となった1943年には235.5の数字の残している．したがってその期間はおよそ50年とみなすことができる．なお1905年は日露戦争に勝利して日露講和条約が結ばれた年にあたっている．結核統計からみれば戦勝も人々の健康にとっては何の助けにもならなかったということであろう．

また死亡順位からみると，全結核が第一位を占めたのは1935年から1943年までとなっているが，統計の欠けている1944年と1945年もおそらくその傾向は変わらないと思われ，この10年余りがその最悪の時期と言えよう．しかも，結核は特に20歳から24歳までの最も有為な時期の青年男女を襲い，統計が残されている1916年（大5）年以降終戦まで，常にその死亡率（対10万人）は400を下ることは無く，1943年には総数において617.4，男子において822.1という最高の値を記録している（女子における最高は15歳〜19歳の1918年の618.6）．このことをみても戦前において結核がわが国の社会経済国力に及ぼした影響は計り知れないものがあったと想像される．

しかし，この「結核の時代」とは決して学者の書いた書物や，統計上の産物にとどまるものではない．それは何よりも，その時代を生きた人々において実感された現実であった．たとえば，筆者はある老人施設で入所者から，結核の恐ろしさを幾度となく聞かされたことがある．「本当に結核は恐ろしかった．みんな次から次へと死んで」と戦時中のできごとを語った彼女の顔はその時だけ急に曇ったことを今でも鮮明に思い出すことができる．あるいは戦前・戦中の庶民の生活を描いた映画の場面では，病に伏せた人物が登場すると，判でも押したように絶えず咳をしていて，その痰のなかには血が混じっているという光景がしばしばみうけられる．結核は貧しい人々の生活のなかにすっかり根をおろし，人々を蝕み，大きな影を投げかけていた．

この「結核の時代」が象徴しているもの，それはその背後のたえず厳しい国際的な競争にさらされながら好況と不況を繰り返す工場制工業と，そこでそのしわ寄せを受けつつ働く膨大な数の労働者の貧しい暮らしであり，身近に迫り来る戦争の足音であった．それゆえ，その時代の結核医療はその深刻な社会的問題といやおうなく直面することとなった．

社会的疾患としての結核

結核の蔓延がその生活状況あるいはその元となる社会状況と深い結びつきを有しているという事実は，内務省の衛生官僚や結核医療に携わる者に共通した認識であった．

たとえば，当時衛生局長であった高野六郎は「結核は社會的疾患と称せられる．結核は之に對する人體の抵抗力を低下する如き社會環境裡に生活する者の間に蔓延するだけでなく，其れが主として生産に関係のある年齢の人達に發生し，更に患者家族の経済状態を悪化し，延いて療養・豫防を困難ならしめるものである．種子があつても土壌が適しなければ發芽成長しない如く，結核菌があつても社會的条件が備はらなければ結核は蔓延しない」(1939) と述べ，結核蔓延における社会的原因の重要さを指摘している．

しかし結核は「社会的疾患である」という立場が正しく，またルネ・デュボスが述べているように「ワクチンや薬剤を用いないでも，社会政策に，また日常生活に，生物学的知識を導入することによって，結核は撲滅できる」ということが確かだとすれば，ではこの問題の解決において医療の果たすべき役割はどこに求められるのであろうか．たとえば，1934年（昭14）に内務省衛生局発刊の『健康読本』には「治療よりも予防」と題して「初期はともかく進んだ結核を治療しようとして努力するのは負け戦を盛り返すようなものであるから，骨の折れること夥しく，労多き割合に得る所は少ない・・・(中略)・・・只多数の患者を治療することはやむを得ざる予防方策であって，出来る限り未だ患者とならざるうちに食いとめる作戦に出たいものである」として，病気を治すという意味での治療より病毒撒布を防ぐための隔離を結核療養所の第一の目的にあげている．

また，東京市療養所の医員であった鴻上慶次郎は療養所の役割について「肺病の重症末期患者が大多数を占めているような施療病院を門外漢から見れば「屠殺場のようだ」と悪罵せられるかも知れぬが，治らないのが無理でない，至極当然の事である．人の力も神仏の力も既に遠く及ぶ処ではない」(1927) と開き直りともとれる日頃の思いを語っている．このように考える医師はもちろんすべてでは無かったにしても，熱心に結核は治るという信念で取り組む医師がいる一方で，治療については疑問視する声も相当根強かった．そしてそのような治療面での行き詰まりは，医学界における結核に対する関心を高めるより，むしろ遠ざける傾向をもたらしたと思われる．小松良夫あての高野六郎の書簡によれば「当時，日本の結核はその蔓延ははなはだしきを極めたが医学の面においては興味がうすかった．・・・(中略)・・・従って東大においても結核ははなはだめいわくな厄介なものであり教授も学生も結核の妙薬を発見すれば金持ちになるだろうと苦笑する時代であった」とあるのもそのことの現れであろう．

しかし，ここで以上のような例を引いたのはその冷淡な態度を非難するためではない．おそらく，それまでの治癒のみに価値をおく医療の常識からすれば，そのような治療法無き，社会事業に解決が求められるような領域が，医学のまっとうな対象とされないこと，二流の問題として映ることは容易に想像できる．ではこれに対して，結核作業療法の立場とは何かが，問われなければならない．

社会的疾患と結核作業療法の立場

結核が社会的疾患であることは事実であるとしても，では医学の役割はどこに求められるのだろうか．

村松晴嵐荘の作業療法の実質的創始者であった木村猛明は先にみたように後保護と呼ばれた社会的活動にも積極的に関わっていたが，その後保護活動について「肺結核恢復者に適職を与え，其の生活を保障することは，結核治療の終点である．治療はこれによって，はじめて完成せられるといっていいとおもう」と述べ，職業補導に関わる作業療法と後保護活動は，その治療と不可分のものとみなしている．

また，元国立東京病院長の島村喜久治は作業療法の治療的関わりにふれ「作業療法を経て，社会復帰してからの数年の回復期管理は広義の治療法である．複雑な社会的な問題の混入してくる治療法である．このような広義の治療が考えられねばならぬことが，結核という疾患の特殊性であり，人間愛的精神を要請する根拠であるわけであろう．ところが現実には，作業療法は，狭義の治療にしか関心と余裕をもたない学界から白眼視されて，たとえば，結核予防法の中には全然席も与えられなかった」(1957，下線筆者）と作業療法を木村と同様に治療の一部として位置づけているが，さらにそこに「広義の」という治療における新たな意義を付与し，あくまで疾患にしか目を向けようとしない医師の無理解を嘆いている．

以上のようにみてくると，たとえ木村が後保護に力を注ぎ，田澤が結核回復者のための施設建設に私的援助を惜しまなかったとしても，彼らは社会事業家としてではなく，あくまでも患者の回復を最後まで見届け，命を守るという医師としての使命において，その医療の社会化にまで到達したとみることができる．では結核作業療法が切り拓いた新たな地平，「広義の治療法」の意味するところについてさらに考えてみたい．

社会的治療としての結核作業療法

結核作業療法の位置づけについては，先にみたようにそれを結核治療の一環としてとらえるもの（木村），あるいはそこに社会性を伴う新たな要素を認めるもの（島村）の違いがみられるが，その新たな要素について必ずしも明確にされたとは言い難い．この点において是非ともあげておかなければならないのは，結核作業療法が医学的治癒を目的とする従来の医学とは基本的に異なる立場を含むことを初めて明らかにし，それを「社会的治癒」および「社会的治療」という言葉によって示した傷痍軍人東京療養所の肺外科医であった宮本忍の業績であろう．

宮本はこれらの言葉を戦時中に出版された『結核と日本』(1942) において初めて用い，結核作業療法や肺外科に代表される新たな試みの意義にふれ，医学的治癒とは別に，負担の軽い職業などによって働いているような場合を「社会的治癒」とし，その準備・援助を「社会的治療」と名付けた．ただし，この著書ではその内容については簡単にふれられている程度で，終戦直後に姉崎卓郎との共著として出された『作業療法』(1946) において初めて詳しい説明が加えられた．少し長くなるが引用する．

「病気が進行しなくなっても，直ちに肺病巣が医学的に治癒し，結核菌が死滅しているかと言うと必ずしもそうではないのです．或学者は，全く治ったと思われる病巣中に尚結核菌を証明され，肺結核は一生完全に治るものでないと言っています．又或学者はツベルクリン反応が陽性に出るのは生きた結核菌が病巣内にいるためであると主張していますが，この考えからすればツベルクリン反応の消失しない限り肺結核は治ったとは言えないわけです．それ故肺結核の病勢が臨床的に停止し，非活動性になっても決して肺結核は治ったとは言えません．従ってかような医学的な治癒の概念に拘わっていては，肺結核患者を全く処理できないことになります．そこで僕は社会的な治癒の概念を提唱したのです．これは，医学的に治癒したとは言えない患者でも，臨床的に一切の病的所見が消失し，レントゲン写真のみに陰影をみとめる（空洞は認めない）状態になり，或程度の労働ができるようになったら肺結核は治癒したと言いたいのです．即ち，肺結核の治癒如何を，労働と言う物差しをあてがって判定しようと言うのです．かような治癒概念こそ，今日最も必要なものではないかと思います」

ここで，宮本の述べていることは，簡単に言えば現実の結核患者にとって重要なことは医学的に治ることより，実際に社会生活が営めるか否かであり，いたずらに医学的治癒を求めることは，かえって患者において有害無益である，ということである．

これは，さかのぼれば田澤がすでに東京市療養所における作業療法の報告のなかで「有益な点」をめぐる問題として指摘していたことではあるが，宮本はその問題提起の意味を医学的治癒と並ぶ「社会的治癒」なる概念を新たに立てることによって，結核作業療法の理論的正当性と意義を正しく評価する道筋を示した．

たとえば，従来の結核医学における治療効果の判定においては，基本的に治癒か死亡を規準とし，その間に略治，不変，憎悪，などの段階づけがなされ，医学的治癒の程度が計られていた．しかし「社会的治癒」という視点は，それ以外の治癒の可能性を呈示することによって，新たな医学の立場を指し示すこととなった．

「医学的治癒」「個人的治癒」「社会的治癒」

結核作業療法が「社会的療法」という新たな位置づけを得たことは，従来の医療のあり方からみて画期的なことであった．しかし，さらに検討しておきたいのは，結核作業療法が残した課題とその行方についてである．すなわち，田澤が提起し，さまざまな実践と理論化を経て，宮本による「社会的治癒」の呈示によってその一応の帰結をみた結核作業療法ではあるが，その意義を理解するうえでまず見据えておかなければならないのは，その時代の制約あるいは影響ということである.

たとえば特に傷痍軍人療養所における結核作業療法については，その社会復帰や職業補導の目的が当時の戦時体制下の労働力不足と戦争遂行の国家目的のもとで，その影響を少なからず受けていたことをあげることができる.これは傷痍軍人療養所の社会復帰のスローガンである「再起奉公」やさまざまな保護が「皇室のご仁慈」によって行われていたことをみてもわかる.この意味で，私たちは社会復帰について考える時，その社会のあり方をも考慮に入れないわけにはいかない.しかし他に時代の影響としてあげておかなければならないのは，当時の社会情勢と傷痍軍人療養所の状況から，そこでの結核作業療法の役割において職業補導の占める割合が極めて大きかったことであろう.これは患者に農村出身の青年男子が多かったことによるものであるが，このことは今日の作業療法を考えるうえであらためて作業療法の現実的基盤の再検討を迫るものであろう.

筆者はこれまでのところ歴史的に結核作業療法を特徴づけるものとして，その社会的役割に注目し，それを「社会的療法」として位置づけることができると考えている.また「社会的治癒」の視点は今日の作業療法のみならずリハビリテーション医学の基礎概念として重要であり，わが国が自らの経験においてそのような理論的地点に到達したことの意義は限りなく深い.しかし,「社会的治癒」を広く社会参加全般に関わるものとして，その意義を広くとらえても，そこに含まれ難いさまざまな「治癒」のあり方が，今日のわが国の作業療法を取り巻く状況のなかに見出されることもまた事実である.たとえば，ターミナル期の作業療法においては，社会的参加の必要性や意義も否定できないが，それのみでは語れない個人的生活により大きな意味が認められる場合があろうし，それ以外の障害者においても，個人的な癒しあるいは治癒の役割は今後ますます重要になると思われる.

ここで思い起こされるのが，野村による転換療法の提唱である.この療法の意義は，第一にそれまであまり表だってとりあげられることのなかった,宮本の言うところの社会的治癒に達しない，病床生活を強いられている低肺機能患者などの精神的問題・苦悩に正面から取り組んだことであろう．彼の転換療法とは，これらの問題を作業によって根本から転換し，そのような境遇にある患者にも生きる喜びを与え，その自尊心を満たし，一個の人間として生きる意味を見出すことを意図したものに他ならなかった．あるいは先の回復期における結核作業療法と対比して言えば，たとえ病床生活を離れることができず，実生活とは無縁であっても，個人として誇りをもち，精神的にあるいは人間として充実した生活を送ることは可能であり，その実現を援助することも医療の果たすべきかけがえのない役割である，ということであった．

野村自身はその達成すべき状態をその著書において言葉にしてはいないが，筆者はそれを一個人としては十分に生きがいをもち，満ち足りた生活を営むことができれば，それも立派な治癒，すなわち「個人的治癒」と言えるのではないかと思う．もとより，これは「医学的治癒」や「社会的治癒」を否定したり，それと対立するものではない．たとえば医学的治癒はそれを可能な限り追究すべきものであるが，宮本も述べているように，それだけをいたずらに求め留まっていたのでは，決して病者の幸せがいつまでたっても実現できないことがありうることも事実であろう．人間は，そのような困難にあっても，それを乗り越え，共存し，また生かす術，あるいは生きる智恵をもっている．作業療法あるいはリハビリテーションとはそのような，大きな智恵の働きのことではないだろうか．

結核作業療法と戦後作業療法

私たちはこれまで，結核作業療法の成立発展過程とその内実，あるいは歴史的意義についてみてきた．しかし最後に結核作業療法を今までのように内部からではなく，私たちがそのなかにいる戦後作業療法との比較において，結核作業療法が果たした歴史的役割と理論的意義について考えてみたい．さて考察に入る前に，ここであらかじめ「戦後作業療法」という言葉について少し説明を加えておきたい．

これは現在の作業療法を結核作業療法と区別するため，1963 年開設の東京病院附属リハビリテーション学院を起点とし，今日に至る歴史的に連続した枠組みをもつ作業療法を，その時期によって便宜的に「戦後作業療法」と名付けるものである．したがってこの区分は結核作業療法が戦後においても 1960 年代まではその命脈を保っていたことを考えると，必ずしも「戦後に行われていた作業療法」という意味でなく，その起点による区分であること，またリハビリテーション学院を中心として実質的には米国作業療法に多大の影響を受けたことをその特色としていることをまず念頭においていただきたい．ではまず戦後作業療法と結核作業療法の本質的な違いについて考えてみたい．

歴史的峻別と理論的峻別

戦後作業療法を結核作業療法と対比し，その意義について論じようとする場合にまず銘記すべきは，先にも触れた戦後作業療法の出自とも関係することであるが，歴史的事実において結核作業療法が戦後作業療法の成立において果たした役割は，ほとんど皆無に等しかった，ということであろう．これはたとえば結核作業療法の戦後におけるメッカとも言うべき東京病院の附属リハビリテーション学院設置にあたって当初は理学療法学科が想定され，作業療法学科は武蔵療養所が候補としてあげられていたが，結局予算の関係から両学科を東京病院で引き受けることになったこと，初代学院長で結核作業療法の第一人者とも言える砂原茂一がそれについてほとんど予備知識を有していなかったことを自ら述べていること，また作業療法という言葉自体が米国の occupational therapy の訳語であったことなどに端的に示されている．

これはすなわち，結核作業療法がその内実においてさまざまな要素を含み，私たちの現在の作業療法と共通した内容がそのなかに見出されたとしても，戦後作業療法をその延長とみなすことはできないということであり，その考察は戦後作業療法にとって，間接的あるいは別個の立場からの考察とならざるをえない，ということを意味している．さらに歴史的区別以上に現在の私たちにとって重要なことは，その内実あるいは理論構成において，戦後作業療法と結核作業療法がどのような相違あるいは共通性を有しているか，という問題であろう．

両者を比べてその最も著しい違いは，これまでたびたび述べてきたように，結核作業療法があくまでも，結核に専ら関わる作業療法であり，それ以外の何ものでもないことであろう．また戦前においては他の分野でも作業療法はそのような個別の具体的疾患を離れてはありえなかった．たとえば戦前の精神科作業療法はそれ以外の領域の疾患に応用されるということはほとんどなかった．おそらく筆者の知る限りでは，その唯一の例外は濱野規矩雄が精神病専門の武蔵療養所を開設するにあたり，作業療法を重視する指導方針を当初よりとったことがあげられるが，それは医師としてより，行政官としての立場からなされたものであって，やや意味合いが異なる．

したがってこの点において，戦後作業療法の立場は結核作業療法に対して対照的であると言えよう．たとえば日本作業療法士協会によって出版された一連の教科書『作業療法学全書』の構成は，戦後作業療法のまさに当事者が作業療法の枠組みをどのように理解していたかを示すものであるが，その最初に置かれた「作業療法概論」でまず作業療法一般に関する説明がなされ，個別の作業療法は「基礎作業学」「作業療法評価法」の後で初めて登場する構成をとっている．これは理論の構成からみれば，個別の作業療法を超え，作業療法として共通した要素に着目して，その理論的整理を行ったものということができよう．すなわち，個別疾患にもとづく結核作業療法と戦後作業療法の本質違いは，単に歴史的断絶というばかりでなく，理論的にも大きな立場の違いが見出される，ということである．これを一言で言えば戦後作業療法は結核作業療法に代表される戦前作業療法に比べ，より抽象的立場に立ついわば「普遍的作業療法」あるいは「一般的作業療法」とでも解することができよう．ただし，その立場は結核作業療法からみれば逆に特殊とみることもでき，直ちにその正当性を保証するものではないし，歴史的にみて必然というわけでもない．

では歴史的・理論的峻別を踏まえたうえで，そこからのぞまれる戦後作業療法像とはいかなるものか，私見を述べてみたい．

戦後作業療法における理論的課題

戦後作業療法における作業療法はそもそも個別疾患を超えて，作業という方法によって抽象化された，一つの考え方あるいは概念に他ならない．

これを科学においてみれば，生物学や天文学，化学といった個別自然科学の上位概念として科学という一つの立場が存在していることと同様に考えることができる．したがって戦後作業療法における作業療法の説明とはこの抽象のレベルにおいて説明をするということであり，たとえば「作業療法における効果」というテーマは「科学における効果」というテーマの設定の仕方になぞらえて理解しなければならない．あるいは戦後作業療法において，作業療法の効果を個別的科学に求める具体的効果によって論じるとすれば，そのような議論は本質的にカテゴリーの混同におちいっていると言わざるをえない．それゆえまた，逆に結核作業療法（個別的作業療法）の立場からとらえて，戦後作業療法を個別的領域あるいは臨床から乖離したもの，理論を重視，優先するものと論じることも誤りであろう．その特質は，その成立の背景となる理論的立場の違いから必然的に導かれたものであり，このことは私たちが作業療法について論じるあらゆる場合に踏まえておかなければならない最も基本的な前提と言える．

以上の観点からすれば，戦後作業療法は個別的作業療法と普遍的作業療法の両者を同時に確立するという極めて困難な課題を歴史的に担い，その展開のなかで実践と理論上のさまざまな問題提起や論争を生んできた，とみることができる.

そのなかでも特に重要な出来事は，1983年に当時の作業療法士協会長矢谷令子による協会の長期活動計画についての諮問とそれに対する1985年の答申，および同じく矢谷自身によって提起された「作業療法の核を問う」をテーマとする1986年から1991年の5年間にわたって，作業療法学会を舞台にして行われた議論であろう．前者の内容は協会活動全般にわたってその展望を述べたもので，そのなかでも特に目を引くのは戦後作業療法の理論的課題に関して，各論の「作業療法学の発展のために」と題された部分で，「学問としての質の充実」およびその具体的表現として「作業療法学」が提唱されていることであろう．これは戦後作業療法が個別性を超えた普遍的立場をとっていることの端的な表れに他ならない．これに対して後者は，むしろ実践的立場から戦後作業療法を問い直そうとするものであり，臨床場面における作業療法の独自性（Identity）を作業の意義およびその目的によって明らかにしようとした試みと言える．それらの内容については，機関誌『作業療法』(1985) および日本作業療法士協会25周年記念誌『作業療法の核を問う』(1991) に詳しいが，要は戦後20年を経て，改めてわが国における作業療法のあり方を理論的・実践的に問い直す必要が，その作業療法の量的発展とともに生じてきたということに他ならない．そしてこのことは，図らずも戦後作業療法の宿命とも言える，個別の疾患や活動に直接依拠しない，その普遍的立場の抱える課題を浮き彫りにすることとなった．しかしその課題は決して個別的作業療法への回帰，あるいは充実などによって解決されることはありえないし，結核作業療法を単に現在の状況にあてはめることほど，その確立に注がれた先人の意志に反することはない．私たちはそこに答えを求めるのではなく，問いかけが投げられていることこそみるべきであろう．普遍的作業療法という，より抽象的次元に達した現在の作業療法は，結核作業療法のように一つの疾患の動向にその命運を左右されることは理論上ありえないが，それに見合った形式の具備あるいは根拠の明示を私たちに課している．

しかしここで注意すべきは，結核作業療法においてもこれを仔細にみればそのなかにも作業における普遍性，すなわちそれがたとえ農作業や養鶏を重視していたとしても，理論的には特定の作業に依拠しない立場が見出されるということである．これは 1944 年に公開された「作業療法指導要綱」や実際の傷痍軍人療養所における作業療法の多様性によっても明らかであろう．このように考えると戦後作業療法は作業内容と対象疾患という 2 つの要素を一般的立場において同時に扱うという課題を，その理論構築において達成することを求められているという結論に達する．疾患を超えて，また個々の活動を超えて，そこに一貫して通用する理論の構築．これこそが戦後作業療法の最も基本的な課題であり，作業療法の独自性を確立し，鮮明にする唯一の道に他ならない．私見によれば，これは作業自体に意義を求める実体的思考（例：自然的作業療法における作業）から作業の果たす役割や機能を中心に作業療法を考えるシステム的思考（例：田澤の「有益な点」からみた作業）への転換，あるいは原点への復帰を含むものと思われるが，それは私たちが今の時代に改めて結核作業療法について知り，その意味に思いをめぐらせることと無縁ではない．

日本における戦後作業療法の歴史を振り返るとき，先人の築いた作業療法との対話がほとんどなされなかったことは残念あるいは不幸なことと言えよう．もしわが国の作業療法の戦後における新たな出発に際して，そのような引き継ぎあるいは対話が行われていたなら，戦後作業療法が自らの立場をより意識的に構築する機会を得たことは疑いない．このささやかな書物がその一助となるならこれに勝る喜びはない．

文献

■総説・資料集
福田真人　1995『結核の文化史』名古屋大学出版会
福田真人　2001『結核という文化』中央公論社
細井和喜蔵　1954『女工哀史』岩波書店
岩崎龍郎　1976『結核の生態学』メヂカルフレンド社
籠山　京編著　1970　『女工と結核』　光生館
川上　武　1982『現代日本病人史』　勁草書房
国立療養所史研究会　1975『国立療養所史総括編』厚生問題研究会
国立療養所史研究会　1976『国立療養所史結核編』厚生問題研究会
小松良夫　2000『結核』清風堂書店
牧野三郎　1936『日本結核予防事業総覧』　社団法人白十字会出版部
南　俊治　1960『明治以降日本労働衛生史』　日本産業衛生協会
中河原通之，高橋流里子，斎藤順子　1990　『戦前・戦中期における障害者福祉対策』（財）社会福祉研究所
日本結核療養所協会編　1957『日本結核療養所（病院）総覧』日本結核療養所協会
岡西順二郎　1956-65「結核の歴史」『日本臨床結核』
岡西順二郎　1963『人類と結核』医歯薬出版社
ルネ・デュボス他（北錬平訳）1982『白い疫病』結核予防会
社会福祉調査研究会　1988『戦前日本社会事業調査資料集成』2　勁草書房
清水勝嘉　1991『昭和戦前期日本公衆衛生史』不二出版
菅谷　章　1977『日本医療政策史』　日本評論社
砂原茂一　上田　敏　1984『ある病気の運命』　東京大学出版会
暉峻義等　1927-38『日本社会衛生年鑑』倉敷労働学研究所
山田　明　1995『戦前期社会事業基本文献集 6』　日本図書センター

山本茂美　1972『あゝ野麦峠』朝日新聞社
吉田久一　1966『改訂日本社会事業の歴史』 勁草書房

■年誌（史）・年報・報告書など

加藤雄吉　1928『結核予防に関する調査報告』 内務省衛生局
厚生省予防局　1938『結核患者収容施設調』 厚生省
結核予防会　1950『資料』2　結核予防会
結核予防会　1993『結核統計総覧』 結核予防会
国立療養所清瀬病院　1961『開院三十周年記念誌』 国立療養所清瀬病院
国立療養所村松晴嵐荘　1939『昭和十三年度村松晴嵐荘事業成績』 国立療養所村松晴嵐荘
国立療養所村松晴嵐荘　1955『開荘二十周年誌』 国立療養所村松晴嵐荘
国立療養所村松晴嵐荘　1976『村松晴嵐荘四十年の歩み』 国立療養所村松晴嵐荘
国立療養所中野病院編　1970『創立五十年の歩み』国立療養所中野病院
国立療養所東京病院　1956『回顧 20 年』 国立東京療養所
国立療養所刀根山病院　1954『刀根山病院三十五年史』 刀根山病院
国立療養所刀根山病院　1967『刀根山病院創立五十周年史』刀根山病院
大阪市立刀根山病院　『大阪市立刀根山病院年報』 大阪市
東京市療養所　『東京市療養所年報』 東京市
東京府立清瀬病院　『東京府立清瀬病院年報』 東京府立清瀬病院
東京都衛生局　1962『東京都衛生行政資料』 東京都衛生局
東京都衛生局　1961『東京都衛生行政史』 東京都衛生局
鈴木孝之助　『鈴木療養所第報告』 鈴木療養所
高田畊安　1935『南湖院一覧』 南湖院
鶴崎範太郎　1989『須磨浦病院創立 100 年』 非売品
真野準編　1941『財団法人日本結核予防協会沿革略史』日本結核予防会
南知多病院　1981『創立 50 周年記念誌』南知多病院
内務省衛生局　『衛生局年報』 内務省衛生局
内務省衛生局　1937『結核予防国民運動振興記録』 内務省衛生局

日本結核予防協会　1942『日本結核予防協会沿革略史』 日本結核予防協会
上村喜代人（代表） 1974『開拓　コロニー建設20年のあゆみ』（改訂版） 全国コロニー協会
日本作業療法士協会 『作業療法白書1990』 日本作業療法士協会

文献

■著書など

姉崎卓郎　1946『作業療法』水谷書房
姉崎卓郎　1948『結核を語る』療養世界社
濱野規矩雄編　1936『結核予防事業概要　結核予防会
濱野規矩雄先生追想記編纂会　1967『誠心』濱野規矩雄先生追想記編纂会
原　栄　1934『肺病予防療養教則』 吐鳳堂
岩佐大治郎　1931『肺病の予防法と自然療養』 文雅堂
岩佐　倫　1934『救世軍療養所一斑（療養所と附属保養者コロニーの実況）』救世軍療養所
結核予防会編　1939『療養読本』 結核予防会
木村猛明・北錬平　1946『肺結核に対する歩行・作業療法』 東西医学社
喜多村修　1940『結核療養と養鶏』 鶏友社
北山啓助　1929『闘病新道』 至玄社
小林恒夫　1983『人間回復の砦－「コロニー」建設の軌跡』 日本放送出版協会
鴻上慶次郎　1927『劫火の前に』 崇文堂出版部
黒丸五郎　1968『岡治道先生と私―その背景としての結核事情－』 三浦書店
宮本　忍　1942『日本の結核』 朝日新聞社
村尾圭介　1940『療養夜話』 長崎書店
永井秀太　1924『肺患者養生法秘訣』 春陽堂
永井秀太　1934『呼吸器病療養全書』 実業の日本社
野村　実　1970『診療の眼』川島書店
小田部荘三郎　1931『働きながら治せ』 実業の日本
小田部荘三郎　1935『健康新道』 春陽堂
佐々木順造　1948『肺結核の作業療法と職業編入』 自然療養社

文献

傷兵保護院編　1939『傷痍軍人保護関係例規』 東京府学務部社会科

茂野吉之助　1942『サナトリアム六講』 新潮社

椎尾辨匡　1937『本當の生きる道』実業の日本

島村喜久治　1953『結核の正しい治し方』 あかね書房

砂原茂一　長沢誠司　1952『肺結核の歩行作業療法の実際』 研究書院

砂原茂一　1957『日本結核全書』 金原書店

砂原茂一　1958『転換期の結核治療』 南山堂

柴田正名　1942『結核の療法』（財団法人結核予防協会編）（株）大日本教化図書

高野六郎　1939『国民病の予防と撲滅』 龍吟社

竹中繁次郎　1934『結核の最新食餌療法』 東学社

田中香涯　1920『間違だらけの衛生』 大阪屋号書店

田澤鐐二伝刊行委員会　1969『平和の父　田澤鐐二』 財団法人平和協会

富岡詔子　秋元波留夫　1991『新作業療法の源流』 三輪書店

富田　精　1942『結核を治せ』 丁子屋書店　京都

植村敏彦　1955『肺結核のアフターケア』 医学書院

矢部専之助　1930『肺病全治法二十五則』 実業の日本社

山室軍平　1931『身を殺して仁を為す（故松田院長小傳）』救世軍出版部

■論文など

青木利善　1935「内務省産業療養村と吾が南知多共生園」『青空』(1)： 30-32

新井英夫　1937「肺結核患者の作業療法」『臨床内科』3：164-170, 281-288, 404-413

遠藤繁清　1924「肺結核ニ対スル安静療法ノ実施ニ就イテ」『結核』2：87-95

濱野規矩雄　1934「軽快患者と外気小屋」『公衆衛生』52：883-887

濱野規矩雄　1934「結核の職業療法に就て」『臨床医学』22：129-132

濱野規矩雄　1935「地平線上に出た結核予防」『公衆衛生』53：285-292

池田清志　1934「結核豫防法略説」『結核』12：825-842

石川友示　1937「吾が療養所における結核治療方針」『臨床医学』22（6）125-127

石谷　宏　1936「南知多結核村に就て」『青空』5（5）19-23

文献

金杉英五郎　1934「結核予防国策に付て」『公衆衛生』52：200-206

木村猛明・原　博・中村建治　1941「肺結核恢復期患者（特に傷痍軍人療養所に於ける）の散歩療法及作業療法を根幹とする組織的治療法につきて（1)-(3)」『日本臨床結核』2：289-298（1），427-436（2），525-539（3）

野村　実　1932「肺結核患者ノ作業療法」『結核』10：637-644

岡　治道　1932「結核予防ト其体系」『結核』10：39-51

砂原茂一　1951「後保護の行方」『日本臨床結核』10（8）：410-412

高橋信夫　1994「救世軍の医療活動と救世軍ブース記念病院」『日本病院会雑誌』：913-921

高野六郎　1934「国民病の一掃」『公衆衛生』52：521-528

高野六郎　1934「家庭サナトリウム」『公衆衛生』52：863-868

高野六郎　1938「結核予防施設に就て」『公衆衛生』56：2-10

田澤鐐二，寺尾殿治　1925「我国ニ於ケル大気療法ノ実施ニ就テ」『結核』3：414-417

田澤鐐二　1926「肺結核ノ一般療法」『結核』4：746-885

田澤鐐二　1930「肺結核患者ノ豫後等ニ関スル統計的観察」『結核』8：560-561

田澤鐐二　1931「結核予防救護事業ノ完成ト経費ノ能率」『結核』9：1104--1113

寺尾殿治　1926「開放大気療法ニ就テ」『結核』4：768-796

著者略歴
加賀谷一（かがやはじめ）
1948 年　東京に生まれる
1973 年　慶應義塾大学文学部哲学科卒業
1979 年　東京病院附属リハビリテーション学院作業療法学科卒業
2002 年　淑徳大学大学院社会学研究科社会福祉学専攻後期課程修了
＊＊＊
1979 年　千葉労災病院リハビリテーション科勤務
1983 年　帝京大学附属病院リハビリテーション科勤務
1986 年　名古屋大学医療技術短期大学部作業療法学科勤務，助手
1991 年　千葉県医療技術大学校勤務，専任講師
1999 年　名古屋大学医学部保健学科作業療法学専攻勤務，助教授，現在に至る
（作業療法士，社会福祉学博士）

結核作業療法とその時代〜甦る作業療法の原点

2003 年 3 月 31 日　初版第 1 刷発行
定価はカバーに表示

著　者　　加賀谷一
発行者　　木下　攝
印刷・製本　株式会社三秀舎
DTP　　Digital Inkpot
発行所　　株式会社協同医書出版社
〒113-0033　東京都文京区本郷 3-21-10
電話 03-3818-2361　ファックス 03-3818-2368
郵便振替 00160-1-148631
http://www.kyodo-isho.co.jp　E-mail：kyodo-ed@fd5.so-net.ne.jp
ISBN4-7639-2108-8